論文作成ABC

うまい ケースレポート 作成のコツ

松原茂樹 自治医科大学教授

- 「大漁節」
- 「石田三成の三献茶」
- 「頭でっかち 尻すぼみ」の原則

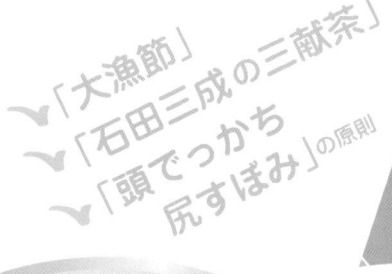

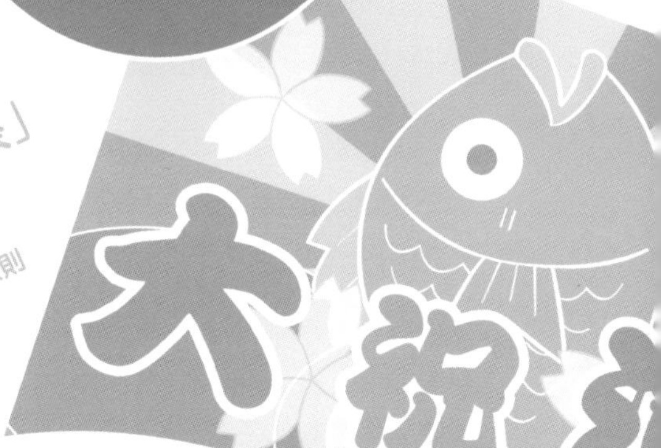

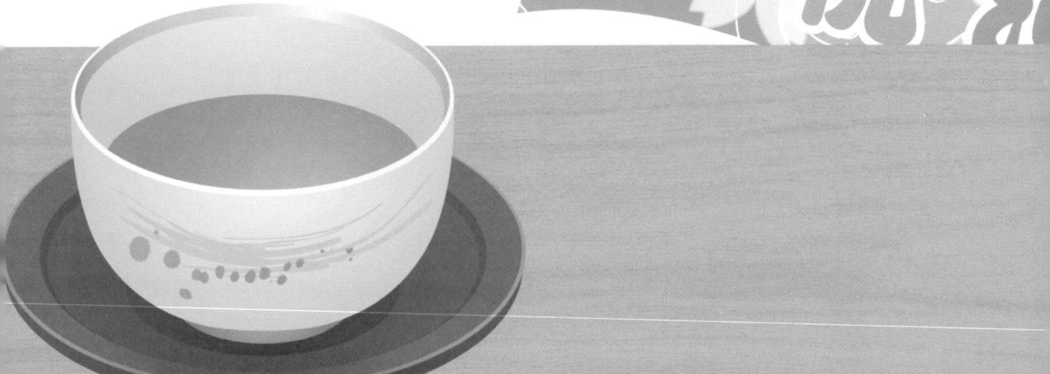

東京医学社

Contents

Contents	2
論文作成 ABC：うまいケースレポート作成のコツー著者の言葉に替えて	9
ケースレポート論文の悪い見本	9
簡便な指南書を！	9
著者紹介	10
ケースレポートこそ医学論文の原点	11
本書は忙しい臨床医がターゲット	11
本書の読み方注意点	12
1. ケースレポート事始め	14
ケースレポート見本	14
論文解説	18
論文を書く一番簡単な手	22
まとめ	22
まとめ（表現を変えると）	23
2. ケースレポートが医学を切り拓く	24
臨床医がまず書くのはケースレポート	24
私がケースレポートを重視する理由	24
ケースレポート作成には現世のご利益がある	28
まとめ	31
エッセイ　私と論文，今昔	32
3. 稀ならば論文化できるか	34
稀ならば論文化できるのか？	34
稀なだけでは論文にはならない	35
10 例目，20 例目ならばどうする？	36
PubMed の誤った解釈	36

検索語を極端に絞って「世界初」と書くことの無意味さ	37
一番つらいのは，書きたいのに書く機会に恵まれないこと	38
まとめ	38

エッセイ　多忙を愚痴らぬ　　　　　　　　　　　　　　40

4. 論文化できる症例とは？　　　　　　　　　　　42

Journal 規定にみる「論文化できる症例」	42
論文化できる症例の具体例	44
第 1 報とは「落とし穴注意報」第 1 報	49
なかなか書けない「真に画期的なケースレポート」	50
最終的に残るのは「臨床的有用性」	51
まとめ	52

エッセイ　Research mind は後天的　　　　　　　　　53

5. ケースレポートの structure　　　　　　　　　55

新規性は内容に求める。structure には新規性を求めない	55
「論文 structure の原則」はケースレポートにも通じる	56
ケースレポートの structure：見本	56
ケースレポート structure 簡略版（2 点新規発見の場合）	60
真の発見事項は「一つ」しかないが，「二つ」わかった法を流用して書く方法	61
ケースレポート structure 簡単最終型は？	63
論文一般（原著論文）の structure との相違	63
「二つわかった法」の効用	65
正しい structure のケースレポート見本	65
structure 解説	69
同じ意味（言葉）がでてくる場所一覧	72
まとめ　1	76
まとめ　2	77

6. タイトル再考　　　　　　　　　　　　　　　　　　　　　　78
　よいタイトルとは？　　　　　　　　　　　　　　　　　　　78
　今回のタイトルは　　　　　　　　　　　　　　　　　　　　78
　論文タイトルの原則　　　　　　　　　　　　　　　　　　　79
　本症例のタイトル考察　　　　　　　　　　　　　　　　　　85
　色々なタイトル：失敗例と成功例　　　　　　　　　　　　　86
　英語ならば？　よいタイトルがもっとたくさん作れる　　　　89
　英語でも sentence title や question title は変だ　　　　　　91
　別の英語タイトル：奥の手　　　　　　　　　　　　　　　　91
　正攻法タイトルをあえて採用しない場合　　　　　　　　　　92
　「症例報告」と入れるべきかどうか？　　　　　　　　　　　94
　よいタイトルを楽しみながら考える　　　　　　　　　　　　95
　まとめ　　　　　　　　　　　　　　　　　　　　　　　　　96

7. Introduction はミニ 3 段論法　　　　　　　　　　　　　　97
　Introduction は 3 段論法プラス α（原著の場合）　　　　　　98
　ケースレポート Introduction はミニ 3 段論法。アプローチは不要。
　Answer は書かれてしまう　　　　　　　　　　　　　　　　99
　ケースレポート Introduction が原著のそれと異なる点　　　101
　Introduction で述べるべきその他の事項　　　　　　　　　104
　Introduction の開始部分（頭）を広げすぎない　　　　　　106
　投稿雑誌に応じて known の間口は変化させる　　　　　　 107
　四つの雑誌へ投稿した場合の頭文の比較　　　　　　　　　 109
　問題：Introduction の頭文を考えてみよ　　　　　　　　　110
　まとめ　　　　　　　　　　　　　　　　　　　　　　　　111

エッセイ　私の家庭教師　　　　　　　　　　　　　　　　　　112

8. Case 部分の書き方　　　　　　　　　　　　　　　　　　114
　再現性（reproducibility）はケース部分には要求されない。
　論文の意味づけにおいては要求されるが　　　　　　　　　 114

よくみるまずい例	115
余計なことを Case 部分に書かない	116
なぜ"余計"か？	117
稀にみる間違った査読者意見	120
ケースレポートにおける Case 部分の書き方のコツ	121
よい書き方の模範	122
よいものは常に短い　悪いものは常に長い	122
症例「発表」にもあてはまること	123
学会で質問するならば	124
まとめ	125

9. Discussion の書き方― 一番簡単な「二つわかった法」　126

原著 Discussion の書き方のおさらい	126
ケースレポートでも基本は同じ	126
ケースレポートと原著とで異なる部分	128
悪い見本	130
どこが悪いか？　一般的見地から	132
悪いのはどこか？	132
Discussion の模範	136
Discussion	136
症例報告の発表について一言	138
参考：英文での決め文句	141
参考：簡略版は 3 段から構成させてもかまわない	142
まとめ	144

10. Abstract と References の書き方　147

Abstract の書き方	147
References の書き方	154
まとめ	159

11. FAQ：どの雑誌へ投稿するか？　161

- Q　英語論文（ケースレポート）を作成したいと思いますが，
どの雑誌へ投稿したらいいのかわかりません　161
- Q　ターゲット雑誌を決めて書き出しました。
執筆途中段階において，引用や文献欄を投稿規定通りに
きちんと書いておいたほうがいいでしょうか？　162
- Q　投稿サイトまで進んだら，「文献引用はバンクーバー方式にしてある」
にチェックを入れる欄があります。
バンクーバー方式とは何ですか？　165
- Q　ケースレポートをたくさん掲載している雑誌ならば
どの雑誌へ投稿してもいいのですね？　167
- Q　「半年待って一発 reject」のような，
author friendly でない雑誌はどうしたら見分けられますか？　167
- Q　投稿すべき雑誌は教授，准教授，部長にうかがえばいいのですね？　167
- Q　active writer に投稿雑誌を教えてもらえばいいのですね。
でも active writer はどうすればわかりますか？　169
- Q　PubMed で current active writer かを判断すればいいのですね？　170
- Q　病棟オーベン（直接指導者）で臨床を全部教えてくださる先生に
投稿雑誌を教えてもらったらいいように思うのですが，
それではだめですか？　172
- Q　身近に current active writer と思える先生がいません。
どうしたらいいでしょう？　172
- Q　専門外の症例なのにケースレポート論文を書くことができる，
と聞きましたが本当ですか？　173
- Q　1 回目はだめでもともと，当該分野の一番良い journal へ
まず投稿してみなさい，といわれましたが本当ですか？　175
- Q　雑誌によって「好きなテーマ」「受けてくれそうなテーマ」がある
と聞きました。本当ですか？　176
- Q　やはり，IF ができるだけ高い雑誌を狙ったほうがいいのでしょうか？　177
- Q　ある程度雑誌を決めて投稿するほうがいいと聞きました。
前回受けてくれた雑誌に今回も投稿していいでしょうか？　178
- まとめ　179

エッセイ　論文は憧れ　181

12. FAQ：Reject されたら，revision 要求されたら，査読依頼されたら？　183

- Q　reject されてしまいました。
  IF の低い雑誌へ横滑りさせていいでしょうか？　183
- Q　reject 通知が来たその日のうちに別 journal へ投稿する人がいると
  聞きましたが？　184
- Q　revision 要請がきました。
  査読所見を全部盛り込まねばならないのですか？　185
- Q　査読者が見当はずれの要望を出してきた場合にも
  全部従うべきでしょうか？　186
- Q　revision 要請への cover letter と response の見本を教えてください。　188
- Q　これまでに自分の論文を複数回掲載してくれている雑誌から
  査読依頼がきました。内容的には査読はできそうです。
  査読を受けたほうがいいでしょうか？　193
- Q　査読中ですが，よくわからない部分があります。どうしたらいいですか？　194
- まとめ　195

13. わかりやすい文脈構成　結論を先に！　197

- 原則 1　結論：重要点を先に　197
- 原則 2　「頭でっかち尻すぼみ」原則　199
- 原則 3　「文体を変化させない」の原則　200
- 原則 4　「トピック文の文末は微細変化させるべきかどうか考えてみる」の原則　202
- 原則 5　「段落内にも第 1 第 2 第 3 がある場合には二つのテクニックを使う」
  原則　204
- 原則 6　「内容が複雑な場合には段落枕言葉を工夫する」の原則　212
- まとめ　216

エッセイ　Conclusion first の功罪　218

14. わかりやすい論文日本語　220

- 14 のコツ　221
- 添削してみよう　222
- 意訳してもっとわかりやすくしてみよう　229

添削者泣かせなのは　　　　　　　　　　　　　　　　231
　　まとめ　　　　　　　　　　　　　　　　　　　　　231

15. 14のコツを使った論文日本語の修正法　演習に替えて　233
　　うまい論文日本語14のコツ（復習）　　　　　　　　233
　　演習問題　直してみよう　　　　　　　　　　　　　233
　　強調表現は全部落とす　　　　　　　　　　　　　　239
　　弱過ぎる表現を使わない。謙譲もほどほどに　　　　240
　　現在完了（進行形）は使わない　　　　　　　　　　240
　　使わないほうがいい言葉　　　　　　　　　　　　　241
　　接続詞はできるだけ落とす　　　　　　　　　　　　242
　　「"の"連続回避」の原則（松原命名）　　　　　　　243
　　文章は淡々と。文章自体に大発見だ！　と叫ばせない　244
　　二つを並べる場合，三つを並べる場合の常套句　　　245
　　血液内科で検査した，などと「担当科」を書かない　247
　　全文直しにトライ！　　　　　　　　　　　　　　　250
　　まとめ　　　　　　　　　　　　　　　　　　　　　256

　エッセイ　「論文の神様」植村研一と「小説の神様」志賀直哉　　258

16. 査読者・編集者はどこをみるか？─うまいケースレポート作成のコツのコツ　260
　　査読者・編集者はどこをみるか？　　　　　　　　　260
　　総まとめ　　　　　　　　　　　　　　　　　　　　267
　　おわりに　　　　　　　　　　　　　　　　　　　　281

索引　　　　　　　　　　　　　　　　　　　　　　　　283

＊＊＊

論文作成 ABC：うまいケースレポート作成のコツ
―著者の言葉に替えて―

松原 茂樹

ケースレポート論文の悪い見本

以下のタイトルと抄録を読んでどう感じますか？

タイトル
稀有な経過を示した仮性動脈瘤の 1 例
　極めて稀有な経過を示した仮性動脈瘤の 1 例を経験したので，その経過について文献的考察を含めてここに報告する。ここに症例の経過が記載されている（省略）。骨盤内マスを示した仮性動脈瘤は本症例が世界第 1 例である。骨盤内マスを認めた場合には仮性動脈瘤も念頭に置くべきである。

　「子宮動脈仮性動脈瘤」は通常「産褥出血」を示すが，今回は「骨盤内マス」を示した。このような経過を示した報告がこれまでにないのでケースレポート論文を書いた。が，タイトルも抄録も「悪い見本」だといえる。ケースレポートの多くはこんな感じである。多分，読者の半分くらいの方は，「どこが悪いか？」と，今，首を傾げておられるのではないだろうか？　なぜこれが「悪い見本」なのかについて，今から順に説き起こしていく。
　なぜこうなってしまうのか？　ケースレポート論文書き方の指導を受けていないからだ。指南書がないからだ。

▶ 簡便な指南書を！

　「論文の書き方」指南書が多数出版されている。が，それらは「"英語""原

著論文"書き方」の指南である。私も，雑誌「周産期医学」の 2010 年 1 月〜2011 年 1 月号において「周産期医学におけるうまい臨床研究のコツ―論文を読み，研究し，発表する　論文を書く」を連載し，論文全般の書き方を懇切に記述した。これは加筆されて，単行本「臨床研究と論文作成のコツ―読む・研究する・書く」として東京医学社から出版されている。本書は望外の好評を得たが，「ケースレポートの書き方」には 10 ページが割かれただけで，「ケースレポート作成方法がわからない」とのご指摘をいただき，本書を記述する必要性を感じた。臨床医は忙しい。うんと簡便で，噛んで含めるような指南書が必要だ。

　ケースレポートはアイデア（新規性）勝負だ。アイデアを上手に表現して，きれいなケースレポート論文を書くにはコツがある。

著者紹介

　私は，1979 年に自治医科大学を卒業し，これまでに筆頭英語論文を 136 編書いた。原著論文が 60%，ケースレポートが 20%，総説，opinion，medical essay が残り 20%程度である。共著論文を多数 edit してきた。国際誌投稿原稿を毎年 40 件程度査読し，日本産科婦人科学会 Best Reviewer Award 第 1 回目受賞者になった。

　論文作成には苦労してきた。当初は島嶼僻地医療に従事し，日本語ケースレポートを書いたのが 3 年目，英語原著論文を書いたのが 8 年目で，論文作成開始は遅い。5 年間は医局に属さない一匹狼で，論文作成指導は受けていない。2002 年に自治医科大学産婦人科教授になった時点では，英文筆頭原著論文が 43 編になっていたが，論文作成には自信が持てないでいた。

　このころ植村研一先生（浜松医科大学名誉教授；論文神様［松原命名］）の「論文作成法」講演を拝聴し，感銘を受けた。自己流 20 年間が悔やまれた。

　が，気づいたことがある。これまで，Reviewer・Editor とやりとりする

"実戦"で体得した私流論文作成法が，植村流＝国際標準に一致していたのだ。私は論文学の正式教育を受けていない。二等兵から実戦にかり出されて論文を書き続けた。地雷（落とし穴）を踏み，直撃弾（1発reject）を受け，なんとか書けるようになった。論文学を正規習得した人（士官学校卒）に，今，追いついた。実戦で鍛えたので，どこに地雷があり直撃弾がくるかを知悉している。

ケースレポートこそ医学論文の原点

　ケースレポートは論文の原点だ。素材はその「ケースだけ」。執筆時点では変えようがない。追加実験はできない。素材がシンプルなだけに，書くのが難しい。書き方・文脈・アイデアの勝負である。

　ケースレポートの書き上手とは？　まず着想（アイデア）が優れていること。その着想を，「決まり」を守ってきちんと記述できること。「材料」としてケース経過を使ってはいるが，経過記載だけでは論文にはなり得ない。その症例が語る「臨床で有用なこと」「一般化できること」「一面の真理」に光をあてて，一筋にそこへ直球を投げこむ。ここが一番難しい。「物語を作る」と表現する人もいる。「記録・白書」を作成するのではなく「短編小説」を紡ぐのだ。そのコツについては，この後で詳しく述べる。

　論文を書くには技術が必要だ。技術・理屈・コツを飲み込んでしまえば，誰にでもきれいな論文は書ける。きれいな論文（ケースレポート）を書いて，医学世界へ貢献しよう。患者さんが命がけで教えてくれた事象・真理を後世へ残そう。私のように20年も自己流でやっていたら時間が無駄だ。

本書は忙しい臨床医がターゲット

　臨床医は忙しい。忙しい臨床医に正座・メモとりが必要なものを書く訳にはいかない。へとへとの夜に，横になって読んでも容易に理解できる読者friendlyな記載を心がけた。しつこく書いたり，重複して書いたりする

部分もある。皮肉めいて書くこともある。石田三成や大漁節も登場する。いずれも受け狙いでそうしているわけでなく，読者への印象を強めるために意図的にしている。

「ことば」は動いている。論文も動く。「絶対正しい姿」の論文はない。ベテランが「はずし」を狙った論文で，これから述べる決まりを逸脱しているのに「うまい」のはたくさんある。が，まずは決まりを守ったものを書いてほしい。

本書は，半分読み物・半分勉強だととらえて，寝ころんで読み進めていただきたい。暗記・メモとりは一切不要だ。読み終わった時点で，「ケースレポート作成」が完全にものにできるように書いてある。

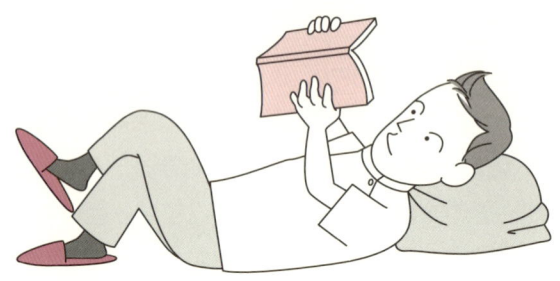

本書の読み方注意点

ケースレポートと原著論文とに共通の「決まり」がある。その「決まり」については，「臨床研究と論文作成のコツ―読む・研究する・書く：以下，前書とする」にわかりやすく記載した。しかし，この本を読破せよと読者に強要するわけにもいかない。そこで本書では以下のように論述していく。

- 前書の記載内容が再掲されることがある。共通の「決まり」については，まとめだけを記載した。例文は書き換えた。前書の既読者・未読者どちらにとっても有用なものにしてある。
- ケースレポートで特に注意すべき点を重点記載した。

- 学問としての「論文学」や「言語学」は論じていない。例えば連体修飾語と書くべきところを形容詞と記述してある。読者 friendly であるために，厳密性は多少犠牲にした。
- わかりやすい実践的な記載を心がけた。医局員を日々指導する，その通りをストレートに記述した。「雑誌編集者の目」でなく，「現役 writer の目」で解説してある。
- ケースレポートは原著論文に比して「どこに何を書くか？」の自由度が比較的大きい。「ケースレポートの姿で medical essay を書く」のような高度応用法もある。が，今回の読者は，「専門医取得にケースレポート作成が必須でせっぱつまっている人」「後輩の論文添削をしているが，基本をおさらいしたい人」を対象にしている。高度応用できる人は対象読者ではない。
- 私の考える理想型・最簡易型を示してある。私式が最高とは言わないが，ケースレポート自力完結できそうにない人は，私式をそっくり真似てもよい。

さて，私式をそっくり真似られてしまった時に一つ問題がでてくる。それは，「私式論文が多くなってしまい，今後私の教室からでるケースレポートが埋没してしまうこと」である。これは読者には関係がない。

担当した貴重なケースを記録に残しておくのは医者・医療者の責務である。逃れることはできない。どうせやるなら，楽しみながら，きれいなレポートを書こう。患者の「声」と著者（自分）の名前を論文世界・医学世界へ永遠に刻印しよう。

そのためのコツが全部書いてある。

1. ケースレポート事始め

　まずはケースレポートの見本を示す。字数制限は 2,000 字。以下はすでに論文報告したもの（J Obstet Gynaecol Res 2010；36：405-410）を微細変化させた。スペース節約のために文献引用と文献欄は除く。

ケースレポート見本

タイトル
骨盤内マスを示した子宮動脈仮性動脈瘤

Abstract（要旨）
　子宮動脈仮性動脈瘤は帝王切開後の産褥期に性器出血を示す。今回，産褥出血を示さず，骨盤内マスを示した本疾患例を経験した。31 歳の初産婦が骨盤位で予定帝王切開を受けた。産褥 7 日目に骨盤内マスを認め，color Doppler ではマス内に早い血流を認めた。子宮動脈仮性動脈瘤と診断し，子宮動脈塞栓術を行ったところマスは縮小した。子宮動脈仮性動脈瘤は骨盤内マスを示し得る。color Doppler は診断に有用である。帝王切開後に骨盤内マスを認めた場合には本疾患も考慮すべきである。

Introduction（序）
　帝王切開率が上昇し，帝王切開後合併症を診療する機会が増加した。合併症のうち，子宮動脈仮性動脈瘤（uterine artery pseudoaneurysm：UAP）は帝王切開後の産褥期に性器出血を示す。診断には color Doppler が有用である。今回，産褥出血は示さず，骨盤内マスを示し，color Doppler が診断上有用であった UAP 例を経験した。

Case（症例）
　31 歳。家族歴や既往歴に特記事項はない。帝王切開分娩の産褥 7 日目（今回

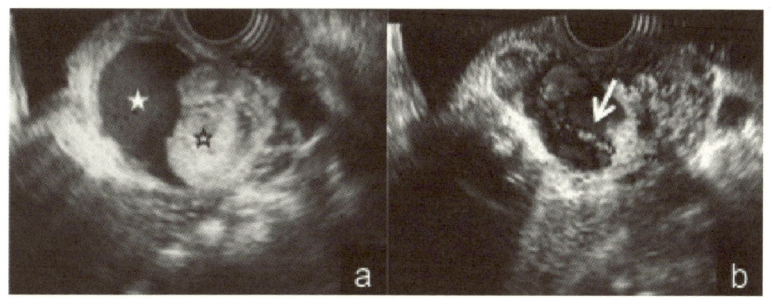

図1　骨盤内マスの超音波画像（a：grey scale，b：color Doppler）
a：grey scaleではanechoic部分（白星）が認められ，その横にはhyperechoic部分（黒星）が認められる。hyperechoic部分は瘤内血腫と想定される。
b：color Dopplerではanechoic部分に一致して早い血流（→）が認められる。

が初回妊娠・初回分娩）に，骨盤内マスが発見されて他院から転送されてきた。今回，骨盤位のために予定的帝王切開が行われたが，手術時に子宮切開部が左側方へ延長し，術中に強出血した。出血部は結紮止血した。術後経過は順調だったが，産褥7日目の退院前定期診察で，骨盤左側にanechoic massを認めた。マスの確定診断目的で当院へ転送されてきた。

　身長・体重・血圧・脈拍・血算をここへ記載。経腟エコーでは骨盤の左側に49×48 mmのanechoic massを認めた（図1a）。確定診断のための試験開腹を考慮したが，念のためにcolor Doppler検査をしたところ，anechoic mass内に早い血流（swirling blood flow）が検出された（図1b）。magnetic resonance imagingではT1強調画像でlow densityで，造影後にenhanceされる直径50 mmのマスを認めた。仮性動脈瘤と判断し，骨盤血管造影検査を行ったところ，左子宮動脈本幹から張り出す直径50 mm大の瘤状構造物を認め左UAPの診断が確定した。左子宮動脈塞栓術が行われ，塞栓術3日目にはanechoic massは消失し，4日目に退院した。産褥1カ月時点では，骨盤内マスを認めず，産褥6カ月時点で月経が開始している。

Discussion（考察）
　本症例で，以下2点が示された。UAPでは産褥出血を示さず，骨盤内マスを

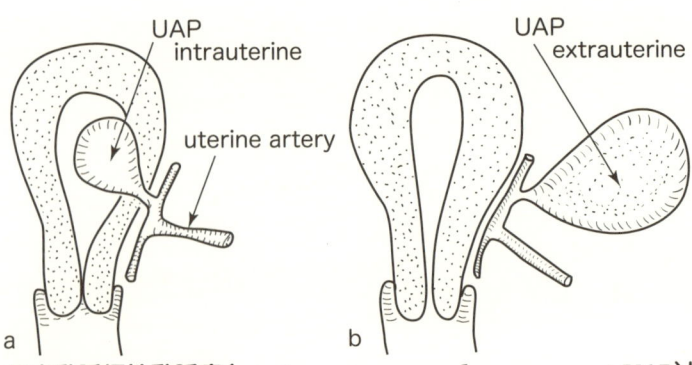

図2 子宮動脈仮性動脈瘤（uterine artery pseudoaneurysm：UAP）模式図
a：通常の UAP で子宮腔方向へ発育。瘤が破れれば性器（子宮）出血＝産褥出血を示す。
b：骨盤内マスを示した UAP。
子宮動脈などは模式的に書いてある。

示し得ること。color Doppler は本疾患の診断に有用であること。

　UAP は産褥出血を示さず，骨盤内マスを示し得る。最近の review によれば，UAP は帝王切開後産褥性器出血の 5% を占めると見積もられた。帝王切開時に子宮動脈壁が部分損傷された場合，損傷部位は血腫で覆われて一旦止血し，動脈瘤を形成するが，ある時点で瘤は破綻する。瘤は子宮腔側へ張り出すので，産褥出血（性器出血）を示す。これまで報告された UAP 40 例の集計によれば，その全例において，UAP は子宮内に発生し，その初発症状は産褥性器出血であった。UAP が子宮から離れた骨盤内マスの姿を示し，骨盤内マスとして認識された例は，私たちが文献検索した範囲では認められず，本症例がその第 1 例である。

　color Doppler は UAP の診断に有用であった。帝王切開後に骨盤内マスを認めた場合，卵巣腫瘍，術後の骨盤内血腫，骨盤内膿瘍，などを鑑別する必要がある。試験開腹や腹腔鏡検査が行われる可能性がある。UAP においては，瘤は

血腫や結合組織で覆われており，外観からはUAPだと診断できない。瘤周囲の結合組織を剥離する時点で，瘤が破綻し，大出血をきたす可能性が高い。本症例でも，試験開腹が一時考慮された。color DopplerはUAPの診断に極めて有用であり，先に示した40例の集計においても，全例でcolor DopplerがUAP診断に使用されている。color Dopplerは瘤内の早い血流を瞬時に捉えることができ，swirling blood flow，to-and-fro sign（血流行ったり来たりサイン），yin-yang sign（陰陽サイン）など特徴的な所見が認められる。本例でもこれらが認められ，UAPの診断に繋がった。

　本症例では，UAPが子宮出血でなく骨盤内マスを示したわけだが，これと似た現象が起こり得ることが，子宮動脈以外の部位の術後仮性動脈瘤において，すでに報告されている。消化管手術において，消化管周囲動脈の壁が損傷された場合にも仮性動脈瘤が発生する。多くの場合，瘤は消化管腔方向へ張り出し，瘤が破綻して消化管出血が起こる。一方，瘤が，腔方向ではなく腹腔内へ張り出し，これがエコー検査で検出された例，マスが総胆管を圧迫して黄疸が発症し，これが動脈瘤診断の契機になった例，などが報告されている。

　UAPは産褥出血を示さず，骨盤内マスを示し得る。color Dopplerは子宮外UAPの診断にも有用であることがわかった。帝王切開後に骨盤内マスを認めた場合，UAPの可能性も考慮してcolor Doppler検査をする必要がある。本例のような骨盤内マスを形成する未破裂UAPは発見されないで放置されている可能性もある。多くの例でUAPは子宮腔方向へ張り出すのに，なぜ本例ではそうならずに子宮から離れた方向へ張り出したのかは不明である。今後，骨盤内マスを形成するUAPの自然史と成因とが検討される必要がある。

　利益相反：なし
　Acknowledgement（謝辞）：あれば書く

References（参考文献）：省略
（文字カウント　本文 1,826）

論文解説
あまり見栄えがしないケースレポートだと思うだろう。見栄えなどしないほうがよい。これで十分である。この段階では，この例文のどこが見本なのかさっぱりわからないだろう。そう感じた人こそが本書のターゲット読者である。

このケースレポートに隠れている論文作成エッセンス

例文を一見しただけで以下を見破った人は，相当訓練を積んだ人だ。

1. タイトルは疾患名で終わっている。症候名で終了させてもよい。いずれにせよ名詞で終了している。
2. Abstract 第 1 文に known（既知），次に unknown（未知）が据えてある。
3. Abstract は「価値判断＝臨床的有用性」で終わっている。
4. Introduction には 3 段論法（またはミニ 3 段）が組んである。
5. Discussion 第 1 パラに新規発見事項が二つ書いてある。「二つ発見法」or「二つわかった法」（松原命名）。
6. Discussion 第 2 パラの頭に二つの新規発見事項のうちの重要なほうが書いてある。
7. Discussion 第 3 パラの頭に第 2 発見が書いてある。
8. Discussion の最後に再度「二つ発見した」と書いてあって，さらに，「価値判断＝臨床的有用性」がきちんと書いてある。
9. 重要部分は文体を変化させていない。重要部分はコピペ。
10. 段落ごとにみてみると，段落第 1 文に「その段落で言いたいこと」が書いてある（トピック文）。「重要事項先出し」の原則を守っている。「大事なことは最初に述べる」の原則。

さらに以下を見破った人は，私と同レベル。本書を読む必要なし。批判の意味で読んでくださるならば，大歓迎である。
11. general から開始して specific へ。そして，その specific を鉄壁防御して，再び general へ。すなわち，

> - 「追い込み漁をして（general→specific）」
> - 「魚（成果・知見）を得て育てて」
> - 「魚を大海（医学世界）へ放す（specific→general）」，
>   の原則が守られている（論文大漁節：松原命名）。
>   general→specific へ　後半では逆に specific→general へ

1〜10について，書いてある意味がわからない人，あるいは多分こういう意味だろうと予想できるが，腹の底からわかっているとはいえない人。そういう人は，是非，本書を読んでいただきたい。本書では，1〜11を含めて，ケースレポート作成の工夫，決まり，コツ，について順次解説していく。

さて，このケースレポートには，産科特殊疾患ではなく，動脈瘤という「体中のどこにでも起こり得る」，何科の患者にも応用できる疾患が記載されている。私は，ここ3年間で UAP に関する論文（主にケースレポート）を8編書いており，書き慣れている。

UAP を知らないと，飽きてしまう。少しだけ我慢して読んでほしい。

子宮動脈仮性動脈瘤（UAP）とは？（図2）

以下のような疾患である。帝王切開で子宮動脈近くまで切開が広がる。その際に，「子宮動脈壁の一部だけ損傷」してしまう。手術中には出血しないのだが，術後に次のようなことが起こる。子宮動脈の内圧に耐えかねて動脈損傷部位の一部が破れて出血が始まる。が，この損傷部位は血腫で覆

われて一旦止血する。姿としては動脈瘤を形成してくる。ある時点で瘤が破綻して大出血する。瘤は普通，血液で満たされているので，エコーではanechoic（真っ黒）に見える。ここが肝心だが color Doppler をかけてみると，動脈本体から瘤へ流れ込む早い血流と，瘤から動脈へ戻っていく血流とが瘤内で渦巻いている（swirling blood flow, to-and-fro sign, yin-yang sign）。瘤は多くの場合，子宮腔方向へ飛び出して発育してくるので，そこが破れると「腔方向へ出血」（いわゆる産褥出血）してくる。治療は，経動脈的カテーテルを用いた動脈塞栓術。

臨床的特徴を五つのポイントで表現すると，UAP は，

> 1） 帝王切開後に，
> 2） 産褥出血を示し，
> 3） 子宮内 anechoic mass を認め，
> 4） color Doppler では swirling blood flow を認め，
> 5） 動脈塞栓術が有効な，

そのような疾患である。

今度は，臨床の時系列で述べる。

帝王切開後の患者が産後 1〜2 週頃わずかに出血する。瘤が時々破綻しているのだがすぐに修復されている状態を繰り返している。が，分娩後なので，誰も気にしていない。ところが，3 週間目頃に大量出血する。瘤が大破綻したのだ。エコーでは anechoic mass（瘤本体）が子宮内に見える（子宮内に何かがある）。産後出血で一番多いのは「胎盤遺残」であり，これはアウス（子宮内容除去）で解決するので，その準備をする。が，もしや，と思い, color Doppler を引いてみると anechoic mass 内に渦巻く血流（swirling blood flow）を認め，動脈瘤だと気づく。経動脈塞栓で止血できた。このよ

うな臨床経過を示す．本症例では，瘤は子宮内でなく，骨盤フリー腔へ張り出していったわけだ．

　アウスしてしまったら，瘤をひっかくことになり，死亡するほどの大出血が起きただろう．開腹してしまったら，ハサミで瘤を切ってしまい大出血しただろう．だから UAP に対する知識は臨床的に重要である．産後出血という非常にありふれた症状の中に，対処を誤ると死亡するかもしれない疾患があり得る．このような症例は色々な観点でケースレポートになり得る．今回の症例では，特徴2番目「産褥出血を示し」が，そうではなくて，「骨盤内マスを示し」だったからレポートの価値があったわけだ．

専門が異なり，やっぱり面倒だなと思うなら

　「帝王切開で子宮動脈が損傷されて，いずれ大出血してしまい，エコー，color Doppler で診断でき，塞栓術で直る病気で，誤診すると死亡するかもしれない病気」「対応を誤ると死亡する重篤疾患で，五つの臨床的特徴を持った病気」，これだけを頭の隅に入れておいてほしい．

　本書においては，この疾患のうち，色々な経過をとった症例を例示しながら，ケースレポート書き方のコツを示していく．UAP になじみがなくどうも症例が連想しにくい読者は，ご自分の得意な疾患であって，臨床的特徴を五つほど示す疾患を想定して読み進んでいただきたい．

　例えば，

- 「咳」が主訴だが肺疾患でなく，縦隔腫瘍で特徴が五つあるもの
- 「腹痛」が主訴だが腹部疾患でなく「てんかん」のあるタイプのもの
- 「脳性麻痺」に間違えられやすいが，神経筋疾患のあるタイプで五つの臨床的特徴を持ったもの，など．

　どのような疾患・症例を思い描いてもかまわない．

　「出血」（症状）に替えて，「咳」「腹痛」「麻痺」などとそのまま置き換えて考えてみてほしい．

「anechoic mass」(所見)に変えて,
- 「肺門陰影増強」
- 「EEG の特徴的波形」
- 「筋生検での所見」など,

各自お得意の,あるいはケースレポートを書こうかと迷っている例に置き換えて考えていただきたい。

論文を書く一番簡単な手

この後の「4. 論文化できる症例とは？」などで詳しく述べていくが,一番簡単な手は,
- 五つあるはずの症状・所見のうちのどれかが欠如していて
- その代わりに別の思いがけない所見があり
- それへの対処を誤ると大変な事態になってしまい
- その大変な事態を避ける方策はこうだ！

と,組み立てる。これがケースレポートの基本中の基本である。ここら辺については,前半分でその「コツ」を詳しく書く。だから,この段階では,まだ「心の底から」わからなくても大丈夫だ。

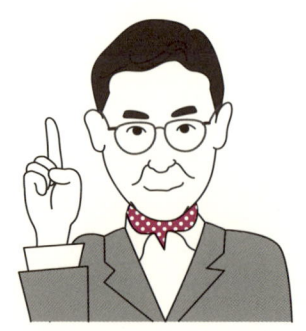

--- まとめ ---

1. 例は子宮動脈仮性動脈瘤で,医療操作で動脈に傷がつき,動脈瘤を形

成し，いずれ破れて大出血する疾患。どの科でも類似疾患がある。
2. 子宮動脈仮性動脈瘤は五つの臨床的大特徴を持つ。その大特徴のうち，一つでも合致しない例に巡り会ったならば即，論文化すること。

──────── **まとめ(表現を変えると)** ────────

1. 当該疾患についていくつかの(ここでは五つの)臨床的大特徴を思い浮かべる。
2. その大特徴のうちの一つでも合致せず，合致しないが故に「誤り」が起こりそうな時，あるいは起こってしまった時。これが最も格好なケースレポートターゲット。
3. 「臨床的大特徴」に替えて「診断上の大特徴」「手術上の常識的一連手技」「検査手技上の五つの常識」などを想定し，当該ケースにおいて「型破りで，しかもその型破り加減が臨床に影響し得るような点はないか？」と考える。もしあればすかさずケースレポートを書く。

＊＊＊

2. ケースレポートが医学を切り拓く

臨床医がまず書くのはケースレポート
　臨床医の初論文は，ケースレポートであろう。それも「日本語ケースレポート」である。「英語原著論文」が第1論文である臨床医はまずいない。まずは日本語ケースレポートだ。英語の前に日本語。原著の前にまずはケースレポートである。

　ケースレポートは「初心者が書くもの」のように記載してきたが，そうは言ってない。「初心者が最初に書くのはケースレポートが多い」，と言っているだけだ。ケースレポートにはケースレポートならではの書き方の「コツ」がある。本当は「ケースレポートを書くのが一番難しい」。

　ケースレポートは価値が低いと感じている臨床医も多いようで，この点は残念である。私はケースレポートこそ医学論文の基本だと考える。その理由は以下である。

私がケースレポートを重視する理由
1. ケースレポートが疾患発見の契機に
　医学研究史上で，ケースレポートが当該疾患の研究端緒となった例が多数ある。「疾患発見」の第1報が「原著論文で発表」されることはまずない。多くの疾患は「奇異な疾病」「既存疾病とは異なった症状」「既存疾病からは説明不能な病状や経過」を示す症例を臨床医が経験し，それをケースレポートに記載したことが疾患発見（clinical entity の確立）につながった。発見者の名前を冠した疾病の多くはそうだ。

2. 今でも新規手技はケースレポートが発端
　それは 100 年も昔のことでしょう，という人がいるだろう。そんなこと

はない。私が専門とする産婦人科学においては，B-Lynch 縫合発見報告などはケースレポートがその後の診療を大変革させた好例である。ごく簡単に述べる。

　産褥大出血では子宮摘出しなければ止血できない。ただ，産褥子宮摘出はあるレポートによれば死亡率 4.8％の difficult surgery であり，しかも当該女性患者は将来赤ちゃんが持てなくなってしまう。これを解決する論文が出た。たった 5 例のケースシリーズである。1997 年に英国の臨床医 B-Lynch は子宮圧迫縫合（B-Lynch 縫合）を 5 人の産褥大出血患者に試み，5 例全例で子宮をとらずに止血できた（BJOG 1997；104：372）。子宮を前後に縫合してしまい，子宮内膜出血面を圧迫止血するという，コロンブスの卵的発想である。現在 B-Lynch 縫合は産婦人科医の「常識」となっている。だから 1997 年の B-Lynch のケースレポート（ケースシリーズ）は産科臨床を大きく変化させた。100 年前ではない，たかだか 15 年前のケースレポートがその後の臨床を変えてしまったわけだ。B-Lynch 法は色々な変法を生み，変化し続けている。私たちも Matsubara-Yano 縫合を発見し，ケースレポート（ケースシリーズ）（図 3）の形で出版した（J Obstet Gyneacol Res, 2009；35：819）。

3. ケースレポートは新規手技発表に特に好適

　新規手術法・手技を伝達するにはケースレポートが好適である。このことは 2. で述べたことと重複する。1. で，新規疾患発見はケースレポートが契機，と書いた。そうは言っても，やはり新規疾患の発見は容易ではない。既存疾患との違いを明示するには，「遺伝子検査」「免疫電顕」「40 年追跡」など，明らかに新規疾患だと明示できる "おまけ" を示さねばならない。「症状詳記 1 本のケースレポート」で新規疾患を発見できるチャンスは滅多にない。私は atypical form（新規亜系）発見のケースレポートを執筆したことはあるが（J Obstet Gynecol Res, 2011；37：1137）新規疾患発見のケースレポートは書いたことがない。

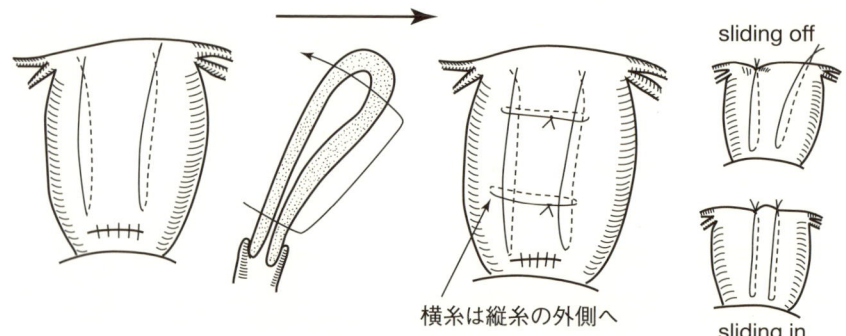

図3 Matsubara-Yano(MY)子宮圧迫縫合
縦糸 2-3 縫合，横糸 2 縫合で子宮を前後に縫って(合わせて)しまい，子宮内膜面からの出血を止める。子宮を前後に強く圧迫する形。B-Lynch 縫合にはない"横糸"を追加することで，縦糸が，外へ(sliding off)あるいは内へ(sliding in)ずれてしまうことを防御した。

　ただ，外科分野では「手術法」，内科分野でも「手技」はケースレポートに好適である。論文発表は時間との勝負である。「新規手術法」を発見したら，まず大至急ケースレポート(多くは数例のケースシリーズ)を書いてしまい，第1報告者だと主張する。次に，可能な限り症例を集めて，「原著」を書き，新規手術法・手技を不動のものにする。

4. 新規概念・手技は第1提唱者の手柄；大至急ケースレポートを書くべき

　真面目に臨床に取り組んでいれば，皆同じような考えに至る。原著作成に十分なデータが出るまで，すなわち，その手術・手技の優位性明示のデータ集積まで論文発表を差し控えていたら，他者が類似手術・手技を考案してしまう。第1報告に比して第2報告は価値が劣る。「新規法が良い」と信じたならば，ケースレポートを即座に書いてしまう。

　学会発表ならば，短期間のうちに必ずアクセプトされる目安がついてから発表する。論文化の目安がついていないのに学会発表をしてしまったとしよう。他者がその手術そのものを，あるいはそのアイデアを模倣した手術をしてしまい，論文にしてしまう可能性がある。特に，その手術理論が

画期的であればあるほどそうである．紳士的な researcher ならば，当該論文の Acknowledgement において「本手術の一部は第 100 回外科学会で松原らが報告した」などと書いてくれるかもしれないが，手術発案者は松原ではなく，当該論文作成者ということになる．学会で，手術に限らず，「画期的考え方」が発表されることがあり聴衆としてはうれしい．が，paper writer としての立場からみると，「もう論文は書いてあるのだろうか？」「あんな画期的なアイデアを公開して大丈夫だろうか」と，ついつい余計な心配をしてしまう．話がそれたので元に戻す．

　難儀な手術で 1 年に 1 回しかするチャンスがない，と判断したら，1 例報告でもかまわない．5 例集める必要などない．B-Lynch は 5 例手術するのに，7 年間かかっている．その 7 年間に，B-Lynch の「考え方」が他者によって発表されなかったのは B-Lynch にとって幸いであった．もしもその 7 年の間に私がこのアイデアを思いついて 1 例報告してしまっていたら，B-Lynch 先生の栄誉はそっくりそのまま私のものになっていた．画期的だと判断したなら，短期予後まではきちんとみて即座に論文にする．

　私たちは前置癒着胎盤（膀胱浸潤例）手術（これは産科最難関手術だが）に

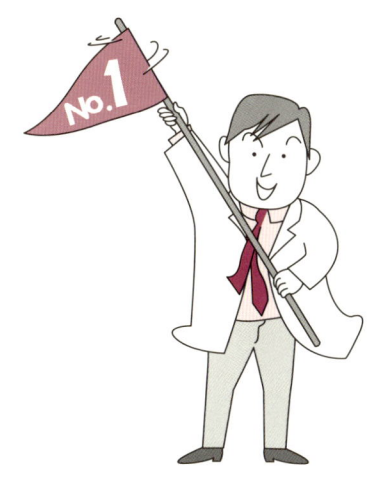

対する膀胱開放法(opening the bladder technique-Matsubara)をケースレポートで発表した(J Obstet Gynaecol Res 2009；35：359)。新機軸が打ち出してあり，理屈にあった手術法ならば，1例報告でも必ずアクセプトされ，医学に貢献できる。

　以上，ケースレポートが医学発展上重要だと述べてきた。しかし，毎日のように出版されているケースレポート全部に，「新規疾患発見」「新規術式発見」が記載されているわけもない。以下には，ケースレポートの「現世のご利益」について述べる。

ケースレポート作成には現世のご利益がある
1. ケースレポート作成は医者を鍛える

　ケースレポートをいくつか書いていくと，臨床への見方が鋭くなる。受け持ち患者をできるだけ詳細に観察してみよう。教科書記載とは異なった所見はないだろうか？　もしも異なった(非典型的な)所見があれば，それは，
1) その疾患に存在することがすでに知られている稀な症状なのか？
2) その疾患とは別の疾患が偶発的に合併(重畳)しているのだろうか？
と，まずは二つに分けて考えてみる。
1)「既知だが稀な症状」ならば，その症状は，
- 非常に稀か？
- それほど稀ではないにしても，その症状があるために，診断が困難だった，とか，治療法を変化させた，など"実臨床に有用な示唆"はなかったか？

2)「別疾患が重畳」ならば，
- 偶然に合併したわけでなく，第1疾患には第2疾患が合併しやすく，それには誰も気づいていないのではないか？
- もしそうならば，臨床医は，当該非典型症状に接して困惑するのではな

いか？
- 第1疾患と第2疾患とが合併しやすいならば，その事象自体が疾患の原因や病態生理を物語っていないだろうか？

このように考えるクセをつける。以上の「・」の中に，一つでも yes が存在するならば，即，ケースレポート論文化する。

すなわち，「教科書には書いてないが，診断はついたのだから，その非典型症状はどうでもいいや」などと，脇においておいてはならない。

重要なことは，その病気をよく学んでいないと「何が稀か」「何が非典型か？」それ自体がわからないこと。貴重な症例の海の中を泳いでいるのに，それがみえない。大学病院など3次施設で学ぶ若い人ほどそのような傾向が強いように思う。「重症慣れ」しており，カテゴリーに入れてしまうと（診断・方針が決まると）安心し，その新規性に気がつかない。「何が非典型か？」を知るためには UpToDate, PubMed, Cochrane などできちんと調査する必要がでてくる。勉強しないではいられない状態になる。

2.「真面目に臨床を診る」とは受け持ち患者に潜む「新規性」発見の努力をすること

患者の家族背景や心理，当日のデータを記憶し，病状を把握するのはあたり前のことで，これは「真面目に診る」の遥か手前の，医師常識の問題。「真面目に診る」とは，
- 患者が命を賭して医師に垣間みせてくれた情報を見逃さずに後世に伝えること
- そのような努力を惜しまないこと

である。

説教臭くなったが，いずれにせよ，「ケースレポートを書く価値があるか？」「新規性は何か？」と，本気で患者を診ている臨床医は必ず伸びる。レポートになり得る所見はなく結局レポートにはならないことのほうが圧倒

的に多いが，このような考え方を身につけた人と，ただ機械的に患者をこなす人とでは，診療能力に雲泥の差がいずれつく。

3. ケースレポートは paper writing の最良の勉強法である

　Randomized control study は研究テーマと研究デザインの勝負。原著論文もデザインでアクセプト成否はほぼ決まる。ところが，ケースレポートはそうではない。B-Lynch 縫合のように「誰がみても臨床に有用」とはっきりわかるもの，あるいは「世界第 1 報」のように，真に画期的なレポートは，必ずアクセプトされる。それ以外のケースレポートは，「書き方勝負」である。

　我田引水で申しわけないが，私たちはここ数年間，毎年約 20 編内外の英文ケースレポートを出してきた。よく考えてほしい。ここ北関東に，「年間 20 例もコンスタントに」「世界初の」症例が集まるわけがない。世界初だからケースレポートするのではなく，

- 患者が苦しみ，
- 担当医も苦しみ，
- なぜ苦しんだのかを考えて，
- そこの部分を姿を変え，観点を変え，
- 臨床に有用なものに変化させて，

ケースレポートとして残すわけだ。

　当然，書き方に工夫が必要で，だらだら書いていたらアクセプトされない。原著論文とは異なり，実験やチャート解析にかかる時間（いわゆる研究本体にかかる時間）は，ゼロ，である。10 時間の手術をし，翌日も寝ずに患者を診た時間，そのものが「実験時間」に相当するわけだ。すでに「実験」は終了している。「論文を書く」だけに専念すればいいのだ。

4. ケースレポートは短編推理小説

　皆さんはメタ解析の論文を読んでいて楽しいですか？　私は全然楽しくない。臨床に必要で，大至急結果を知る必要がある，そのために仕方なく

メタ解析論文を読む。一方，ケースレポートを読むのは大好きだ。自分が主治医ならどうするだろう？　この症状をよくこんな風に解釈できたもんだ，などと考える。推理小説，頭の体操である。特に，ケースレポートに託して medical essay が込められているようなものを読むと「うまいなー」「いいものを読ませてもらったなー」というさわやかな読後感がしばらく続く。メタ解析は仕方なくみる辞典，よくできたケースレポートは短編小説である。

5. どうせ書くなら正しく，美しく，楽しく

　卑近な例である。多くの学会専門医取得要件に，「査読雑誌に論文が出版・アクセプトされていること」が加えられた。この場合，ケースレポートが当該論文として提出されることが多い。書かねばならないならば，きれいに書こう。書いて，必ずアクセプトさせよう。書くには決まりがある。まず決まりを守ろう。アクセプトへのコツも多数ある。次回以降，続けて述べていく。

まとめ
---

1. 医学研究においてケースレポートが果たす役割は大きい。臨床医学を切り拓いてきたのはケースレポート
2. 新規手術，新規手技などは大至急ケースレポートで報告し，一番乗り（第 1 報告者）の栄誉をゲットしておく。本格的原著はその後で書けばよい。
3. 「どこが新規か」がわからないとケースレポートは書けない。当該疾患についての「典型」「非典型」を熟知しておく。
4. ケースレポートこそ paper writing の腕の見せどころ。書き方の原則を知る。
5. 専門医資格取得のためにもケースレポートを書く必要がある。どうせ書くならば，「楽しく」学び，「良いもの」を書こう。

エッセイ　私と論文，今昔

　一昔前まで，論文作成には大変な手間がかかった。

　医者8年目，1987年に初めて原著を出した。胎盤酵素電顕局在に関する論文だが，書き方がわからない。見よう見まねで手書き原稿を完成させ，当時まだあまり普及していなかったPCへ清書した。不慣れで，その保存FDを最後の最後に「初期化」してしまい，おじゃんになった。

　投稿には電顕写真セットが4部必要だ。scanはおろか，カラーコピーすらない。暗室にこもり4部現像する。contrastを同一に仕上げる。それを正確に切断し，番号・矢印を手作業で貼りつける。最終段階の「A4用紙に組写真を貼る」は息を止めてやる。これを4回繰り返す。今のPCならば10分位でできることを2〜3日かけてやる。

　英文添削業者などなく，あったかもしれないが誰も教えてくれず，米国人医師に文法だけをチェックしてもらった。その論文はHistochemistry and Cell Biologyに通り，Benirschke胎盤学教科書に引用されている。よくできたものだ。不思議な気持ちがする。

　PCが普及して論文作成・投稿操作は楽になった。画像は一発で簡単にできてしまう。昔の「2日間暗室こもりきり」が骨身にしみついた身には隔世の感がある。矢印を貼りつけ，組み写真を作成していた「手間と時間を返してくれ」といいたくなる。

　操作は楽になった。が，論理を構築し，査読者と科学的なことばでやりとりし，アクセプトにまでもっていく，その過程は変わっていない。世界中の医者が「俺にもできるかも」と投稿数は増え，競争は激化している。私が体得した「組み写真作成法」はもう無価値だが，苦労して得た「論文作成法」は役に立っている。マニュアル本に頼らずに，寄り道しながら独力でやったのが良かったようにも思う。

　論文は執筆者（医者）のためではなく，患者のために作成されるべきだ。が，執筆者にも恩恵を与えてくれる。論文作成の副効用である。書いた論文の周辺事項はなかなか忘れない。「この事象は論文にする価値があるか」「この症例は論文にできないか」と考えるから，文献検索も鋭くなる。結局，先行論文

があって論文にならぬことが多いが,「こんな切り口ならどうだ」「全部まとめて総説にできないか」と考える。これが臨床医としての幅を広める。Research mindとはこういうことなのだろう。

　副効用がもう一つある。論文作成は「医学世界で自分が生きた証を刻むこと」。大仰な言い方だが,「医学研究史に名前を刻むこと」。論文は残る。論文世界で私は生き続ける。こんな心持ちで論文を書くのも,それはそれでいいと思う。

（自治医科大学産科婦人科学講座2009年同門会報への掲載を全面加筆改変）

3. 稀ならば論文化できるか

稀ならば論文化できるのか？

先輩にこんな風に言われたことがあるだろう。

「すごく珍しい，論文にできる」

「こんなのはみたことがない，American Journal of ○○に受かるかもしれない」

まずはじめに。このように言われて，「面倒なことになったな」「大変そうだな」「余分な仕事はしたくない」と考える人は，受け持ち変更を願い出てほしい。受け持ち医師を差し置いて，他医師が論文化してしまうのがはばかられる風潮が日本にはある。つまり，その人が受け持ちになったばっかりに，論文化できなくなってしまうわけだ。論文化可能な症例を担当することになって「重荷」に感じる人，論文化できるのにその努力をしない人は，その症例の「声なき声」を殺してしまっている。論文化の努力をし，患者の「声」を後世に残そうとする心意気のある人に，その症例受け持ちを譲ってあげてほしい。担当者に意気があり，症例にそれだけの価値がある

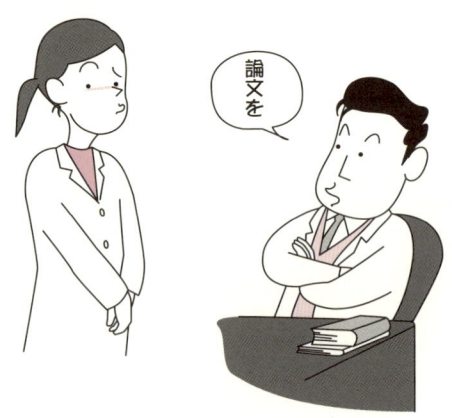

ならば，必ず論文化できる．

　本論とそれてしまったが，この先輩の言だけでは，本当に論文化できるかどうか未だわからない．ここはひとつ慎重に考える必要がある．

稀なだけでは論文にはならない

「すごく珍しい」「みたことがない」とはどういう意味だろうか？
- もともと発症頻度が非常に低い病気だが，
- すでに病態や治療が確立しており，
- 今回症例が今までの知見とぴたりと合致しているならば，「稀だが報告価値はない」

　先輩の言う「珍しい」が，疾患発症頻度が低く，自分は 30 年で一度もみたことがない，つまり，先輩が「稀有性」そのものだけに驚嘆の声を上げたのならば，論文にはできない．例えば，

例 1：風邪の熱だと思ったらマラリアだった．日本でマラリアねー．というような話であり，この症例は学会発表はできる．その場合の結論（落ち）は，「海外渡航歴を見逃しており，問診の重要性が再確認された」などである．教育的価値はあるかもしれない．が，問診をしていない自分が「ドジ」なだけだ．新規性がない．論文にはならない．

例 2：松原病という極めて稀な神経疾患で，全国に患者は 500 人しかいない．松原病の妊娠分娩例は 30 例報告があり，いずれも正常妊娠分娩経過を示す．今回 31 例目症例を経験したが，今回も正常分娩だった．何せ患者が 500 人しかいないのだから，その分娩例は「珍しい」には違いない．先輩が生まれてはじめて担当したのは当然なのだ．が，この 31 例目も正常分娩で，前の 30 例と経過は同じ．この例では誰も「ドジ」は踏んではいないが，やはり新規性はゼロ．31 例目の正常分娩経過を記述しても論文にはならない（学会発表はできると思う）．

　「疾患自体の稀有性」だけを前面に出してしまえば，読者はこう考える．

「大病院に勤務する医師が30年に1回もみたことがない病気ならば，今後，自分が遭遇する可能性はない」「この論文を読む必要はない」。査読者も同様。

10例目，20例目ならばどうする？

「新規疾患発見」（つまり1例目）ならば大発見であり，Lancetにも掲載されるだろう。しかし，「疾患稀有性」だけを前面に押し出した論文が成立するのは，せいぜい4～5例目くらいまで。松原病の記載とも重なるが，

- 10例目ならば，それまでの9例の完全なreviewを添付しても，受かるか受からないかぎりぎり。
- 30例目ならば，今度は29例のreviewと，この疾患の総まとめをつけて，やはり受かるか受からぬかぎりぎり。「何か一つでいいからこの症例がこれまでの29例と異なる点，"こんな症状もありますよ"」のような新規性を添加できれば，なんとか受かるかもしれない，という程度。

10例目, 20例目, 30例目の今回症例の論文化において，complete reviewの表作成は相当大変だ。本当に，発表する価値があるかどうか？　発表すると医学に貢献できるか？　今回30例目だとして，先行の22例目発表論文において22例のcomplete reviewがすでにできあがっているのに，その後の8例を添加した「30例の表」を作成して，意味があるかどうか？　本当は22例の表をそっくりいただいて8例を添加しただけなのに。もちろん，疾患によっては意味ありの場合もある。が，自分の症例においては意味があるかどうか？　書き出す前に冷静に考える。

PubMedの誤った解釈

もう一つの大きな落とし穴は「PubMedで探してもみつからない」，だから「はじめての報告であり論文化できる」という考え方。PubMedに掲載されていないのには理由があるかもしれない。

- あたり前過ぎて論文にしようと思った人が今までに 1 人もいないだけだった（マラリア見逃し，ドジなだけ，"urban"と限定すれば PubMed でひっかかってこない）。
- 確かに稀かもしれないが，そのことの医学的意義がほとんどない（significance 小）ので誰も発表してこなかった（松原病 31 例目。31 例とも全部正常分娩で，産婦人科的特殊性が皆無。つまり significance が小さい。PubMed で "Matsubara disease and pregnancy" と引いても，ひっかからないのは significance が小さいから）。
- PubMed で非常に狭く絞り込んでしまったので，たまたま先行論文がなかった。

この最後の過ちは結構多い。皮肉めいて聞こえたらすまないが例を示す。例えば，私の自宅「小山市中久喜 1-9-28」は「松原茂樹」に 1：1 対応している。中久喜 1 丁目，ならば 200 軒の家がある（PubMed で 200 軒ヒットする）のだが，1-9-28 まで絞り込めば松原茂樹 1 軒（PubMed で先行論文 1 件）だけだ。さらに述べていく。

検索語を極端に絞って「世界初」と書くことの無意味さ

疾患と症候の関連で例示すれば，「20 代で」「右手に」「感覚障害を示す」，ある神経筋疾患（松原病としておこう）をみたとして，それぞれの検索語に意味があるかどうか。つまり，無理に検索範囲を狭くしてはいないかどうか？　普通は「70 代で」「左右対称に」「運動障害が出る」病気なのに，「20 代」で「右手だけ」に「感覚障害」が出てしまったならば，報告価値はある。限定検索の意味はある。一方，当該疾患が「20〜70 代に広く分布し」「左右対象が多いが片側罹患もあり」「感覚障害も時に認められる」ならば，「20 代」「右手」「感覚障害」の限定をかけた上で，「世界初」などと書いても意味がない。

後の章で述べていくが，この論文タイトルを考えれば，このケースレ

ポートの奇異さ加減が際立つ。「24 歳で右手だけに感覚障害を示した松原病の世界初報告例」。このタイトルは，informative title（内容が一発でわかるタイトル）であり，ケースレポートのタイトル形式としては合格だが，無理な限定をかけて「世界第 1 例目」と持ってきている。おかしい。

　はじめから，そんなにごちゃごちゃ言われたら，ケースレポートなど書けないではないか？　と文句が出そうだが，そんなことはない。ケースレポートは観点（viewpoint）・アイデア勝負である。どのような場合にケースレポートが成立するかは順繰りに述べていくので今少し辛抱してほしい。

一番つらいのは，書きたいのに書く機会に恵まれないこと

　私は医師になって 5 年間ほどは島嶼僻地勤務を中心に総合医として働いていた。島嶼最初の勤務地は人口 300 であり，どうがんばっても「新規性」あるケースは発見できなかった。「書きたいのに書ける例が存在しない」状態が長く続いた。大学でケース豊穣の海を泳ぐ大学病院の若い医師達。症例に恵まれた環境に慣れてしまっている。書きたいのに書くべきテーマや報告すべき患者（ケース）が存在しないこと。これほどつらいことはない。経験から断言できる。

　年長者は説教するから嫌われる。

　ここまでで，ケースレポートの大筋が見えてきただろう。これからケースレポートの「書き方」について踏み込む。

まとめ

1. 疾患頻度が「稀」なだけでは論文にはならない。
2. 20 例目ならば，それまでの 19 例を全部まとめて，その臨床的特徴を明示し，さらに今回症例の新規な点を 1 点でいいから盛り込む。
3. 無理に絞り込んだ PubMed 検索をして，「世界初」と主張しない。

4. 一番つらいのは「症例が少な過ぎること」。ある程度の症例数をみているうちに，必ずレポートする価値のある症例にあたる。みる目さえあれば。

＊＊＊

エッセイ　多忙を愚痴らぬ

「仕事が少ないのに拘束時間は長い」のが最悪だ。

　就寝前にメールをチェックする。後輩から論文校正要請がきたらたいていすぐにとりかかる。始めると寝られなくなるが，翌日もスケジュールが詰まっているからつい強行軍してしまう。大学の昼食はデスクで済ます。サンドイッチ片手にメールをみる。テレビをみながらの食事を母から固く禁じられて育ったが，こうでもしないと終わらない。学会出張中は，常時メールをチェックする。proof確認要請（48時間以内要返答）などもくるからメールをみないわけにいかない。

　息子が海外で挙式した。メールをみてしまうとホテルで仕事をしてしまうに違いない。旅行中1週間はメールチェックしないと決めた。帰ってみればメールの山で，処理するのに丸1日かかった。メールは便利だが，仕事量を格段に増加させた。

　が，忙しいのは嫌ではない。辛い経験をしているからそう思う。医者4年目に伊豆七島利島村診療所へ半年間派遣された。人口300程度で，来院患者は1日平均7人だった。時間をかけて診療しても1人15分ももたない。通常勤務は暇である。

　診療が終わり夜がくる。対岸の大島波浮（はぶ）港の灯りが波間に揺れてみえてくる。波浮は唄にも詠まれた風光明媚の地。定期船なら40分で行ける。休日く

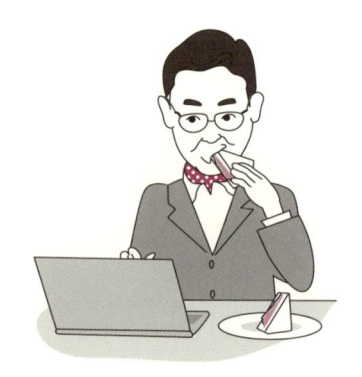

らいは，利島を離れて波浮観光もしたいが許されない。「急患が来るかもしれない」がその理由である。実際，生死にかかわる重症疾患も突発し，救命措置やヘリコプター搬送もした。

　妻が流産した。産婦人科医としての経験は9カ月しかなく，自分で処置できない。2歳の子どもを利島唯一の看護師さんに託し，荒れた太平洋を小型漁船で稲取漁港まで運び，在来線，新幹線，タクシーと乗り継いで都立築地産院(私が産婦人科研修をした)へ夜8時頃送り届けた。その直後に完全流産し，私は竹芝桟橋夜便で船中1泊帰島した。この1晩だけ利島を空けた。半年間，島に釘付けで外出なし。通常勤務は暇だが，拘束時間は無限大。30年前の話だ。

　最近は，有能な後輩達のお陰で夜間拘束はほとんどなくなった。気持の上では常に拘束されてはいるが，自由に出歩くことができる。

　「仕事が少ないのに拘束が長い」の対極は「仕事がたくさんあり，片づけられれば実質的拘束は少ない」であろう。前者を経験しているから，後者であることの幸せが実感できる。多忙を愚痴らぬように心がけている。

（自治医科大学産科婦人科学講座2010年同門会報へ掲載したものを全面改変）

4. 論文化できる症例とは？

　稀なだけではケースレポートにはならない，と書いてきた。ではどんな場合にケースレポートになるのだろうか？

▼Journal 規定にみる「論文化できる症例」
　以前（前書, p371）にも書いたが，ケースレポートだけを掲載する古手 journal に Journal of Medical Case Reports（JMCR）がある。PubMed journal であり，査読は結構厳しい。

　JMCR の投稿規定には，「投稿可能な場合」として，以下七つのうちのいずれかに該当する場合だけ投稿してくれ，と書いてある。この七つのいずれにも該当せぬものは投稿してくれるな，というわけだ。

1. Unreported or unusual side effects or adverse interactions involving medications
2. Unexpected or unusual presentations of a disease
3. New associations or variations in disease processes
4. Presentations, diagnoses and/or management of new and emerging diseases
5. An unexpected association between diseases or symptoms
6. An unexpected event in the course of observing or treating a patient
7. Findings that shed new light on the possible pathogenesis of a disease or an adverse effect

意訳すると,
1. 未報告あるいは稀な有害事象
2. 通常と異なる症候・臨床症状

3. 臨床経過に新規性
4. 新規疾患の診断・治療法
5. 二つの疾病に思いがけず関連性があった場合
6. 予想外のeventの発生
7. その疾患や有害事象の病態生理があぶり出された場合

　あくまで「新規性」の追求である。「新規性」について，もう少し厳密に書く。例えば，2.の「症候」を例にすると，「新規症候」つまり「症候の新規発見」はもちろん重要で，これがなければ普通論文にはならない（稀には論文になる場合もある：後で書く）。一方で，「症候稀有性」だけを前面に押し出してはいけない。そうではなくて，「その新規な症候を発見したことで，臨床的に何が重要か？」という「アイデア」＝「新規症候発見が臨床へどのように応用できるか」＝「アイデア新規性」が最も重要である。前回，「稀有なだけでは論文にはならない」と書いたことと，結局は同じことだ。

　まとめると，
- 症候新規性（第1新規性）
- アイデア新規性（第2新規性）

の二つがあり，第2新規性こそが論文の神髄である。
　ここのところが，誤解されている。だから，いつまでたっても，「極めて稀有な経過を示した仮性動脈瘤の1例を経験したので，その経過について文献的考察を含めてここに報告する」（「著者の言葉に替えて」で示した悪い例）
のようなケースレポートがまかり通る。この書き方では第1新規性だけが前面に出ており，第2新規性が存在しない。
　新規性は論文（ケースレポート含む）の神髄だが，「症候自体の新規性」だけに議論をreduceしてはならない。「アイデア新規性」が勝負。順を追って述べる。

4. 論文化できる症例とは？

論文化できる症例の具体例

JMCR の七つでは多過ぎるから少し整理する。4. の「新規疾患」については，ケースレポートになり得るのは当然なので，ここでは省く。

1. 有害事象

有害事象（副作用）の報告は重要だ。これを第 1 番目に持ってきているのは JMCR の見識である。Publication bias といって，成功した例は出版されやすいが，失敗した例，有害事象を招いてしまった例は論文になりにくい。失敗は，誰も話したくはないし，基本的に negative data だと研究者は考える。だから投稿されにくい。しかし失敗でも，きちんと意味づけをして報告しておけば次の人は同じ失敗をしないわけで，臨床的には重要である。が，注意すべきことは，「世界ではじめての失敗」だから報告できるわけではない。

報告できるのは，
- だれでもがひっかかりそうな落とし穴，
- そこへ自分は落っこちて，
- 患者も自分も大変な目にあった。

「いかにもひっかかりそうな」という部分が重要。単なる「ドジ」は報告できない。いくつか自分の論文を例示して解説する。論文名は示さないが，"Matsubara S" and "その症候・疾患名"，と入れて PubMed にあたれば論文は読める。あたるべき単語（index word）はそれぞれについて示してある。

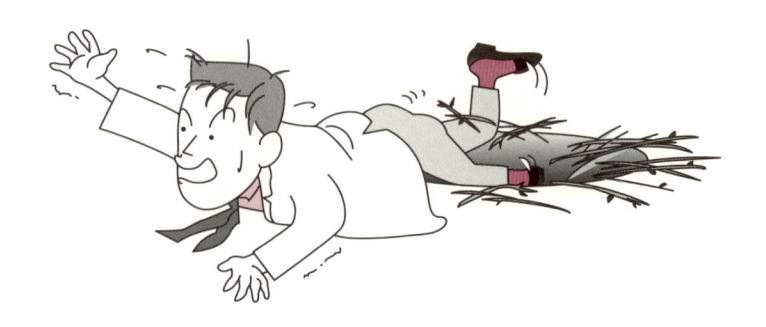

- 児に安全な帝王切開をしたつもりが児大腿骨骨折(femur fracture)を起こしてしまった。ここでは「骨折するような操作をしていないのに」が「落とし穴」。「暴力的な操作のために大腿骨骨折が起こった」のならば単なる「ドジ」であり，報告価値なし。
- 葉酸サプリメント(folic acid)によると想定される妊婦肝機能障害。これは「あれほどたくさん服用されている葉酸が妊婦に障害を示すわけがないのに」が落とし穴。
- お産時の腹部push(クリステレル；fundal pressure)によって母体肋骨骨折が起こってしまった。これは「入院中には診断できず退院してから患者が整形外科へ受診してはじめて判明した。お産後は脇腹(肋骨)を痛がる人が多いから見逃された」が「落とし穴」。

　これら三つの例文の前半分は「新規有害事象＝第1新規性」である。後半は「落とし穴発見」であり，それが「アイデア新規性＝第2新規性」である。有害事象新規性(第1)だけを強調するのではなくて，いずれも「落とし穴の指摘が新規」＝「アイデアが新規」(第2が本当に新規)だったからアクセプトされた。

2. 症状・経過における新規性

　JMCRの2, 3, 6を合体。これはケースレポートの常連ネタ。多くのレポートはこれであり，臨床的に有用。例えば，

- 胎児卵巣腫瘍(fetal ovarian tumor)が胎内でちぎれてしまい，右卵巣腫瘍のはずが生まれてみたら左卵巣マスの姿を示した例。症候新規性とアイデア新規性の両者を強調するために"side change現象"ということばを作り，それを売り込んだ。
- 子宮破裂(uterine rupture)なのに，それが大網癒着に被覆されてしまい発見が遅れたが大出血も免れた例。ふつう子宮破裂は大出血して激烈な症状を示すのに，破裂部分を大網が外から被覆してしまい，「緩慢な経過」＝「新規な臨床経過」を示した。症候が激烈でなくても，腹痛妊婦では

子宮破裂を疑え，と注意報を発した。新造語 "masked rupture" で，この新概念（新規アイデア）を売り込んだ。

- Huntington 舞踏病が 60 歳で発症し，80 歳でも ADL 保持されて 1 人暮らしができていた例。微細な手の動きが舞踏病の症状で，それは「クセ」だとみなされてしまい，20 年間診断がつかなかった。「人口 500 の島」「前医がクセと診断し 20 年間申し送られた」点が落とし穴。その落とし穴新規注意報を発したことが「アイデア新規性」だといえる。

もっと喧伝したいと思ったら，効果的造語を作って「新規症候」（第 1）とそれから得た（それに随伴する）「新規アイデア」（第 2）を売り込む。ことばは概念だから，"side change 現象"，"masked rupture" などのことばは，もしもどんぴしゃりはまれば，どんぴしゃり臨床像を示すことになり，「新規アイデア」が広がる。ただ，「はまらない造語」なら無理にひねらぬほうが無難だ。

子宮動脈仮性動脈瘤ならば，

> 1）帝王切開後に，
> 2）産褥出血を示し，
> 3）子宮内 anechoic mass を認め，
> 4）color Doppler では swirling blood flow を認め，
> 5）動脈塞栓術が有効な，

そのような疾患なのだから，以上五つの「大特徴」と合致しない症例をみつけたならば，そこへ攻めかかる。合致せぬだけでなく，五つと「正反対」「矛盾する」徴候ならば，さらに良い。次回以降にも述べるので簡単にいくが，
1）帝王切開後だけでなく動脈に傷がつきそうにない経腟分娩後にも起こりました：お産後は全員油断できない！

2) 産褥出血ではなくて骨盤内マスを示しました：出血がなくても油断できない！（これが本書でとり上げている症例だ）
3) anechoic mass が血栓に隠れて非常にみにくい例がありました：エコー診断困難例がある！
4) 血圧が低下した時に観察したので，たまたま瘤への血流が少なくて color Doppler のサインを認めない時期がありました：gold standard の「瘤内血流」すら存在しないとなると，よほど注意が必要だ！
5) 動脈塞栓したが再度瘤が張り出してきて結局子宮摘出が必要でした：塞栓後もきちんとフォローすべきだ！

などのように組みたてる。ここで，！のマークがついている部分は「アイデア新規性」である。「アイデア新規性」とはとりもなおさず「臨床的有用性」である。「五つの特徴」が当該疾患の大常識ならば，それらを示さないのは「新規経過・症候」（第 1 新規性）であり，そのいずれを指摘した場合も，その指摘は「落とし穴指摘」＝「新規アイデア」（第 2 新規性）になり得る。「落とし穴指摘」は臨床的に極めて有用なので，必ずアクセプトされるだろう。

　「新規性」に二つあるので，多少ややこしいが，重要点なので，再度まとめる。
　1)〜5)いずれについても，前半分の文章：「書くべき非典型的事象・症候」はこれまでほとんど紹介されていないものである必要がある。新規発見である必要がある。が，もっと重要なのは，それぞれの後半の文章に書いてある「アイデア新規性」である。より重要なのは後者の新規性だ。
　第 1 新規性よりも第 2 新規性が勝負ポイントだとわかる極端な例を示す。「出血を示さずマスを示す UAP」はすでに報告されているとしよう。しかし，それは「卵巣腫瘍の鑑別診断」として述べられてきているだけで，帝王切開後合併症としての UAP には注意が払われていなかったとしよう。この場合，第 1 新規性はないのだが，「帝王切開後には注意しよう」という

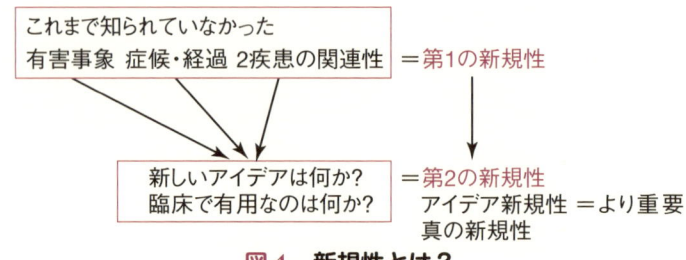

```
これまで知られていなかった
有害事象 症候・経過 2疾患の関連性  ＝第1の新規性

              新しいアイデアは何か？   ＝第2の新規性
              臨床で有用なのは何か？    アイデア新規性 ＝より重要
                                    真の新規性
```

図4　新規性とは？

　アイデアは未発表なので，第2新規性は十分に存在する。新規性の第1も第2も両者とも存在するのが「論文」であり，ケースレポートも同様。ただ，百歩譲って，「第1新規性が乏しくても，第2新規性が画期的ならば」論文にできる。この真逆が第1新規しかなくて，第2新規が存在しない論文：「極めて稀有な経過を示した仮性動脈瘤の1例を経験したので，その経過について文献的考察を含めてここに報告する」，のような論文だ。
　「新規症候であることはもうわかったよ（第1新規性存在に異論はないよ），でも，それが臨床的にどうなんだ？（第2新規性＝アイデア新規性をずばっと示してくれ！）」，
というわけだ。
　事象・症候も原則的には「新規」であるべきだが，それを極端には前面に出さず（稀有性のみを押し出さず），その新規症候がどう臨床に役立つかの「新規アイデア」こそ重要である。
　この関係を図4に示す。

　ここのところは少し複雑になるので，以下は，第1も第2も両方とも新規であり，その両新規性をきちんと記載してあるケースレポートを書く，として話を先へ進める。

3. 二つの疾患に思わぬ関連性があった場合

たまたま二つの疾患が同一患者さんに併存しただけだと思っていたら，意外や意外，両者に関連性があったとわかった場合。これは面白いと思う。私たちの論文では「つわりで肝機能障害を起こした人にたまたま胆泥をみつけたが」「その両者（つわり and 胆泥）は同時に発生し，同時に消失してしまった」(J Obstet Gynaecol Res 2012；38：446)。つまり二つの疾患には関連があった可能性が高い，と論じた。「二つの疾患に思わぬ関連性があった」。この所見発見はさらに次の発見へ続いていく。

4. 症例から病態生理へ

「つわりと胆泥合併症例」はつわりが消失したら，あっという間に胆泥も消失してしまいその後正常分娩して一件落着だと思っていた。だが何となく気になり，しつこく追跡していくと，お産後 10 カ月で腹痛（biliary colic）と発熱を示し，なんと胆石ができてしまった。結局，胆嚢摘出術が行われた。ということは，「つわりの時に胆泥を示した人は，将来胆石になる」可能性がある (Journal of Obstet Gynaecol Res, 2013；39：617)。な〜んだ，発見というほどではないでしょう，などといわないでほしい。

産科には合い言葉がある。「妊娠はその人が将来発症するかもしれない疾患のストレステスト」。妊娠糖尿病に罹患した人は，分娩後に糖代謝が正常化しても，10〜20 年後には結局，糖尿病になってしまう人が多い。妊娠高血圧症候群は分娩後「治癒」してしまうが，やはり将来高血圧になる例が多い。「つわり中の胆泥が将来の胆石を予知する」ならば，大発見である。そのような人は，年 1 回胆嚢エコーを受けましょう，などへと進展していく可能性がある。さらに胆石の発症機序を解明する一つの手がかりになる可能性もある。

第 1 報とは「落とし穴注意報」第 1 報

「新規」2 義性の話とまた関連するが，このように，予想外の症状・経過・

症候をきちんと記載し，さらにそこに意味づけをしておけば，その論文を読んだ人は，「自分はこの落とし穴に気をつけよう」と考える。新規性とは「落とし穴注意報」の第1報を書け，ということである。「新規」とは，正確には，「落とし穴への新規注意報発令」であり，「新規な症状そのもの」というわけではない。

「落とし穴」はコモンであればあるだけ，臨床的有用性が高い。新規＝稀有，ではなく，コモンの中に巧妙に隠された罠。それを暴いて示しなさい。コモンに潜む新機軸を示しなさい，それが世界初ならば必ずアクセプトされます。と，そういうことだ。

しつこいが再度書く。「コモンに潜む新規性暴き」こそがケースレポートの神髄。「稀有性」追求とは真逆である点に注意してほしい。

なかなか書けない「真に画期的なケースレポート」

真に画期的なケースレポートは，「その症例の経過が，これまでの医学常識を打ち破る」あるいは「症例が疾患の原因解明に大きく寄与する」もの。架空症例を三つ示す。

1) 重症妊娠高血圧症候群の妊婦に，間違ってプロラクチン負荷試験をしてしまったところ，プロラクチン投与直後に疾患が治癒してしまったとしよう。妊娠高血圧症候群は妊娠終了までは決して治癒しない疾患なのに，プロラクチン投与が疾患進展治癒に本質的役割を担っていることが発見されてしまったわけだ。

2) 子宮動脈仮性動脈瘤で，塞栓術で止血できず，子宮摘出（瘤もろとも摘出）してしまったとしよう。その瘤の部分をたまたま特殊染色してみたら，中膜エラスターゼ欠損が発見されてしまった。子宮動脈仮性動脈瘤はたまたま外傷性に発生したのではなくて，子宮動脈の中膜エラスターゼ欠損症だった，と病因が解明されてしまった。

3) 脳腫瘍で右頭頂葉のある部分を切除中に，側頭葉てんかん発作を示す

脳波が認められ，切除範囲を広げていくうちにてんかん波が消失してしまった。側頭葉てんかんのあるものは，この回路の異常で起こる可能性が高い。

このような例は，神様が授けてくれた天然の実験（natural experiment）であり，書こうと思って書けるものではない。私はこのようなレポートは未だ書いたことがない。

▼ 最終的に残るのは「臨床的有用性」

そういうわけで，真に画期的なケースレポートは natural experiment の僥倖に預かった医師だけの授かり物であり，偶然の産物だ。書けるチャンスは限られる。

もう一度，JMCR の投稿規定にみる七つの条件を眺めると，やはり，臨床医が日常書くべきケースレポートは，「臨床的有用性」に絞ってみたほうがいいだろう。その症例が，日常の臨床にどう役立つか？　に絞り込んで書いていく。

なお，この後の章でも「新規」「新規性」ということばが出てくるが，2 義を使い分けるのはあまりに煩雑なので，「新規 2 義使い分け」はこの章だけにする。今後は「新規」と書いてあれば，両者ひっくるめた広い意味の「新規」と普通に読み進んでいいことにする。

ここまでで，
- 「稀な疾患だからケースレポートにできるわけではない」こと
- 真に画期的なのは医学概念打ち破りレポートだが，それを書く機会は滅多にないこと
- だから結局は，その症例が示してくれた「臨床において陥りやすい罠」を暴き，「臨床での有用性 1 本に絞って書いていくべきこと」

が御理解いただけたかと思う。この基本概念が一番大切で，この後で述べていく「書き方」本体は末梢的なことだ。末梢ではあるが，そこを知らないと論文は書けないから，次回以降集中的に述べていく。

--- **まとめ** ---

1. ケースレポートできる症例とは，
    1) 新規有害事象の発見
    2) 症状・経過が新規
    3) 1人の患者に認められた二つの疾患間に予想外の関連性があった場合
2. 最も画期的なのは，その症例が病態生理をあぶり出した場合，さらには医学常識を覆す場合
3. 「通常認めない症候」そのものは新規なほうが良いが，それだけ（症候稀有性）を押し出すのでなく，「その症候が語る臨床的有用性」＝「新規アイデア」こそを押し出す。
4. 論文作成の実地では，まずは臨床的有用性1本に絞ってみる。

＊＊＊

エッセイ　Research mindは後天的

　Research mind「不思議だと感じて解明しようとする心根」は先天的にそなわっているわけではない。具体的手法を会得し実践するうちに育まれていく。

　医者6年目に大学院に入学した。前年，伊豆七島新島診療所勤務時に「大学院へ入る気があるなら来い」と電話がきた。それで入学した。具体的な研究計画はない。1年目は臨床に精一杯で研究は何もしなかった。時代先取りの研究テーマをいただいたが，「研究手法」がわからない。

　研究とは？　実験とは？　まずは基本からだ。東京丸善の「高校生の自由研究」本のコーナーに寄った。小学生向けも脇に並んでいる。「海辺の生物観察」「お父さんと見る昆虫日記」と表紙に書いてある。我に帰った。「高校生の自由研究」の中に，「医学部大学院での研究手法」が書いてあるわけがない。俺は馬鹿になってしまったのか。

　「何かをしたいのに何をしていいのかわからない」のが，これほどつらいとは。これを体得するだけに丸1年間を使ってしまったが，この経験は貴重だった。

　1年目の終わり頃，「電顕組織化学」の掲示を偶然目にした。2年目の4月から2年間，組織学教室で学んだ。吸収は速かった。4月1日にはモルの計算方法がわからなかったのに，3カ月で電顕組織化学技法をほぼマスターし，同年

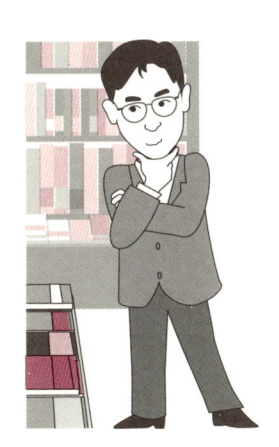

10月，米国での国際組織化学会で発表できた。手法がわかれば次々に所見が出，臨床にも応用できて研究も臨床も進んでいった。

　電顕研究は消耗戦である。大学院2年目は，「朝から夕方まで休んだ日」は1年で3日だけ。が，「何かをしたいのにそれがわからない」状態に比べれば，休日がないことなど問題外である。2004年まで電顕を見続け，電顕関連英文原著を40編以上書き，英語教科書に多数引用された。新規電顕染色法を開発した。視力が悪くなり，臨床研究にシフトしたこともあって，電顕研究はもうしていない。が，19年間の電顕研究が研究・論文力を授けてくれた。

　あの時「電顕」ではなくて，「疫学」とか「遺伝子」が掲示されていたら？多分，「疫学」でも「遺伝子」でも「電顕」と同じように，それへのめり込んだだろう。「電顕」だけが私にベストフィットで「疫学」や「遺伝子」はだめ，とは思えない。

　「ベストフィットのものがない」「テーマが絞れない」という人がいる。それは違うと思う。はじめから，そんな研究やテーマがそこにあるわけではない。Research mindという「心根」が先天的に備わっている人は，まずいない。

　後輩から研究へのアドバイスを求められたら，こう答える。まず具体的手法を学ぶ。やり方を学ぶ。やったらこまめに論文にしておく。この積み重ねの中で，research mindが後天的に生まれいずれ大きく羽ばたく，と。

（自治医科大学医学部同窓会会報55号［2011年1月1日］pp3-4を加筆改変）

5. ケースレポートの structure

▼新規性は内容に求める。
structure には新規性を求めない

　原著論文の構成(structure)に比べれば，ケースレポートの structure は自由度が高い。ことに Discussion 部分には相当の variation があってもよい。「新規疾患発見」や「通常の医学概念を覆す内容」が記載された画期的ケースレポートにおいては，常識を逸脱した構成を示しているものがある。内容が素晴らしければ，それはそれでいい。

　それほど画期的ではない通常のケースレポートを，「同一疾患の先行ケースレポート」を真似て書いてしまったら？　先行レポート structure がたまたま模範的だったならばラッキーだが，「一見きれい」だが structure 破りだった場合は悲劇だ。まずは以下の決まりを守っていただきたい。うまくなったら structure を崩し，マンネリ打破を企ててもかまわない。

　「ケースレポートの structure」は「論文全般の structure」と基本的には同じだ。以前(前書, p380)詳述したが，ポイントだけを簡明に述べる。なお，この章はほかの章に比べると，多少腰を据えて読まないと「腹の底からは」理解できないかもしれない。書いてある内容はごく簡単で，「何をどこに据えるか？」だけが書いてある。だが，論文と解説文との両方を追っていかないと内容が完全には理解できない。何度か書き直してみたが，これ以上わかりやすく書くことはできなかった。まずは，難しく考えずにざっと読み流していただきたい。重要点は表にまとめてある。時間がない方は表だけをみて，その通りに真似て書いてしまっても構わない。必要に迫られた時に再度詳読していただければと思う。

表1　論文 structure の原則：「二つわかった法」で例示

1) Abstract の「第1文は known，第2文は unknown」，最終文は 価値判断・意義づけ
2) Introduction は3段論法：known, unknown, problem
3) Discussion の第1段；「わかったことが二つある。第1発見と第2発見だ」
4) Discussion の第2段；「第1発見はこうである，その理由は」
5) Discussion の第3段；「第2発見はこうである，その理由は」
6) Discussion の最後から2番目の段落；limitation paragraph（この論文の欠点）
7) Discussion の最後；「わかったことは二つでその 意味づけ（価値判断） はこうだ」

「論文 structure の原則」はケースレポートにも通じる

　まずは表1をご覧いただきたい。これがすべての論文 structure の基本中の基本である。ここでは known, unknown＝problem，第1発見（problem への解答），第2発見（"なんちゃって新規発見" ならば problem には出さなくていい。出してもいい），意味づけ（臨床的有用性）, について色分けして書いていく。

　今の段階では，上に書いてあることが理解できなくてもかまわない。本章を全部読み終わった時点では，納得できる仕組みになっている。

ケースレポートの structure：見本

　次に表1の structure 通りに書いた例を示しながら，噛み砕いて解説していく。

　例題はいつも通り，子宮動脈仮性動脈瘤（uterine artery pseudoaneurysm；UAP）。話を単純化させるために，これまでとは少しだけ話を変化させる。これまでは「産褥出血でなくてマス形成」と「color Doppler がこの場合も有効」の二つを「二つの発見」とみなして話を進めたが，まずは，第2部分「color Doppler」を変化させる。理由はこの後で述べる。

56　論文作成 ABC：うまいケースレポート作成のコツ

UAP は，

> 1) 帝王切開後に，
> 2) 産褥出血を示し，
> 3) 子宮内 anechoic mass を認め，
> 4) color Doppler では swirling blood flow を認め，
> 5) 動脈塞栓術が有効な，

そのような疾患である。2)「産褥出血」でなく「マス形成」，つまり 2) に逸脱した例を診療したので，ここが「新規」と攻めかかったわけだ。「color Doppler 有効」は 4) に登場しているように「本当は既知」。新規発見とまではいえないだろう。が，「発見一つだけ」の論文を書くのは難しいので「color Doppler 有効」を「マス形成の場合であっても<u>やはり有効だ</u>」という姿に変化させて，「これだって新規」とみなして論文を書いてきたわけだ。今回は話をすっきりさせるために，まず，2) のみならず 1) からも逸脱する例を経験したと仮定しよう。話は簡単で，「産褥出血を示し，帝切後に起こるはずなのに」「マスを形成し，経腟分娩後に起こった」UAP のケースレポートを書くわけだ。論文全部を書くのはスペースの無駄だから論文骨格だけを示す。

「二つわかった」のは，

> A：マス形成もあり得る。
> B：経腟分娩後にも起こり得る。

A と B の二つが新発見だ。

Abstract（要旨）

1. 第 1 行：UAP は産褥出血を示し，帝切後に起こる。UAP が骨盤内マスを示

し（第1疑問＝第1発見あり？），経腟分娩後に発生する例（第2疑問＝第2発見あり？）は知られていない。
2. 次の数行：症例のまとめを短く。
3. 最終行：UAP では骨盤内マスを示し（第1発見：所見 A），経腟分娩後に発生する例（第2発見：所見 B）があり得る。A，B の場合にも本疾患を疑う（最後は価値判断＝臨床的有用性で締めくくる）。

Introduction（序）
第1パラ：UAP とはこんな病気だ（1 行で）。UAP は産褥出血を示し，帝切後に起こる。所見 A と所見 B は知られていない。

第2パラ：今回，UAP において，A と B を示した例を経験した。

Case（症例）
- 短く
- 今回のストーリーに合致する所見だけ
- 既知所見（産褥出血）の不存在を強調
- 今回発見2所見（A と B）の存在を強調

　診断が間違いなく UAP であることを支持する所見はきちんと述べる。産褥出血を示す他疾患の解説を書かない。arteriovenous fisutula（UAP の鑑別診断）でないことを示すための negative data は落とすか，書くならばうんと短く。

Discussion（考察）
第1パラ：本症例で二つわかった。第1に A を示し得ること。第2に B であり得ること。

第2パラ：第1に UAP では A を示し得る。以後は，
1) これまでの報告では「出血」を示す例が 98％（先行論文を review して表を作成すると得点高い）
2) A を示した先行報告はない。
3) A 所見を示しても，理屈上矛盾しない（理屈が立つ）。A であることが「本当

に新規で」かつ「理屈がたつ」と具体的に述べる。第1発見の新規性と妥当性を「鉄壁防御」する。

第3パラ：第2にBであり得ること（経腟分娩後にも起こり得ること）がわかった。
以後，第1発見と同じように鉄壁防御。

第4パラ：ここは自由度が高い。「AとB所見の意味づけ」あたりが一番しっくりする。A所見（マス形成）の意味づけならば，「UAPではない別の近縁疾患でも同様な事象が知られている」とか，「子宮UAPではない，腸管仮性瘤でもAが知られている」など。
つまり「近縁疾患における今回所見との類似性を例示」，「他臓器における当該疾患での類似所見例示」などは極めて良い。すなわち，
- 子宮動脈だけでなくてほかの血管外傷一般でも認められる
- 子宮だけでなく，同様事象は腸管でも認められる
- だから本症例は世界中で"この人だけ"，"この病気だけ"，"産婦人科だけ"の"おたく"の話ではない。specificではない
- だから，この所見は一般化（generalization）できる可能性がある

と，もってこられたら最高だ。

第5パラで最終：UAPではA所見（マス形成）とB所見（経腟分娩後）とを示し得ることがわかった。産褥出血が認められない場合や経腟分娩後でもUAPが存在し得ることを考慮し，産後にはcolor Doppler検査をすべきかもしれない。本所見はUAPだけでなく，他臓器の仮性瘤診療にも応用できる可能性がある。ただし，本所見は1例報告から得られた示唆であり，今後A所見を集積し，どのような症例においてA所見が出現しやすいかの特徴づけが必要だ。

表2 ケースレポート structure "何をどこに書くか？の決まり"：二つの正規新規発見をした場合

Abstract
　UAP では二つ（出血と帝切後）が知られているが，所見A（マス形成）と所見B（経腟分娩後）は未知だ。症例まとめ。
　UAP では骨盤内マスを示し（第1発見：所見A），
　経腟分娩後に発生する例（第2発見：所見B）があり得る。
　A，Bの場合にも本疾患を疑う。

Introduction
　UAP とはこんな病気だ。UAP は産褥出血を示し，帝切後に起こる。所見Aと所見Bとを示した例を報告する。

Case
　間違いなくA所見とB所見が存在することを明記する。余計なことを書かない。

Discussion
　第1段　二つわかった。AとB
　第2段　第1に，UAP では A を示し得ることがわかった。それは以下のような理由で理屈にあう，と。
　第3段　第2に B を示し得ることがわかった。これも理屈にあう。
　第4段　自由度高い。一般化。この症例だけの特殊事象ではないかもしれない。など。
　第5段　二つわかった。それはA と B。1例だけでは何ともいえないからこれから何に留意していけばいいか，とさらに一般化。

　最終パラでは第1パラでの「二つの発見」がそのまま述べられ，それへの「一般化」「意味づけ」さらに「limitation」まできちんと添加され，その limitation 克服のための future study の方向性を示して論文を終わらせている。これができれば非常に良い。

ケースレポート structure 簡略版（2点新規発見の場合）
　以上の要点を表2に示す。じっくりみてほしい。

　さて，しつこいようだが，今述べた例は，「一つの症例に真の新規事項が

二つ同時に内蔵されていた」幸運な（論文を書く上で幸運な）例である。UAPの5大特徴のうちの二つを逸脱しているわけだ。このような例では原著論文と同じように「二つわかった法」をそのまま用いてよい。わかったことが二つあり，第1はこうで，第2はこうだ。その意義はこうだ。と書けばいい。第1と第2が本当に新規だ（第1新規性）ときちんと証拠だて，臨床的意義も新規だ（第2新規性），と述べればいい。簡単である。

　ところが，実際の症例ではそううまくいかないことが多い。「同一症例で"二つ逸脱"」はまずそうそうお目にかからない。「一つ逸脱」で論文を書くことが多い。「わかったことが一つある」では論文にするのは非常に困難である。歯切れよく書けば書くほど，「わかったことはたった一つだけ」が目立ってしまう。こういう時には，400〜600字くらいの letter で「一つわかった」と書けばそれでいい。無理に full length にせず letter で1点だけを攻める。letter こそ書くのが最も難しく，強烈な主張を1点だけたたみかける技術が必要だ。letter ではなく，なんとか full length case report にしたい，それだけの価値がある，と信じたら，次のような手を繰り出す。以下は本当の奥の手で，どこにも書かれていない。

▶ 真の発見事項は「一つ」しかないが，「二つ」わかった法を流用して書く方法

　これが，これまで示してきた「なんちゃって新規」法である。表現が不真面目だと感じたらお許しいただきたい。以下に述べる。

　「1．ケースレポート事始め」で例示した症例のレポートは，「産褥出血は示さず」に「マス形成を示し」を第1発見（これは真に新規所見），「color Doppler が診断に有効」を第2発見とみなして書いた。ただ，「color Doppler 有効性」は UAP 診断において確立しており，だからこそ「UAP の5大特徴の4番目」にあげてあるわけだ。しかし，実際問題として「color Doppler を施行してほしい」は著者がぜひ主張したいメッセージである．そこで，「子宮内瘤の場合に有効な color Doppler は子宮外マスの場合にも有効だろうか？」を problem = question とみなし，それへの解答「はい，通常の UAP だけでなくマス形成型の特殊な UAP の診断においても有効だ」を「新規発見事項」であるとみなして論文を書いていく．

　だから，
- 新規発見 A：「マス形成あり得る」は真に新規だが，
- （仮＝体裁上）新規 B「color Doppler ここでも有効」は，真に新規だ，とまではいえないだろう．

　しかし，マス形成瘤の color Doppler 観察はこれまでに報告がないわけで，「新規所見 B」と書いても科学的に矛盾しないし，少なくとも嘘はついていない．そこで，この「仮＝体裁上」新規所見を「なんちゃって新規」と名づけたわけだ．ふざけているわけではない．

　この場合，「なんちゃって新規」は臨床的に重要だと信じたので，新規 B，としたわけである．重要でもない事項を，論文体裁を整える目的のためだけに，「新規 B」とみなして論文を書いてしまうと，必ず奇妙な姿になってしまうので要注意だ．ここいらは当該分野全体をみる著者の眼力の問題であり，なかなか難しい．

　では，「なんちゃって新規」を B とみなした場合の書き方を示す．ポイントは，「二つわかった法」を採用していいが，「B を "unknown = problem = question" だ，と大上段にふりかざさない」である．

症例：産褥出血でなくてマスを形成し，color Doppler が診断に有効だった例（いつもの例）

　表2と表3とを見比べてほしい．両者はほとんど変わらない．ただ，「なんちゃって」のほうは，Abstract や Introduction において「なんちゃって新規＝B」を正式な unknown = problem = question に据えていない．ここだ

表3　第2発見が「なんちゃって新規」の場合の書き方；変形「二つわかった法」

発見事項はAとB：A＝マス形成　B＝color Doppler 有効

Abstract
　UAPでは産褥出血が知られているが A（マス形成）は未知だ（"Bが未知だ" と書いていない点に注意）。UAPの中にAを示す例が存在し，また color Doppler が有用だとわかった。本所見は UAP の診断に有用。

Introduction
　UAP は産褥出血で発見されるが，A（マス形成）は知られていない（"Bも知られていない"と書いていない点に注意）。本症例では A が認められ，color Doppler が診断に有用だった。

Case
　短く書く。

Discussion
　第1段　二つわかった。A と B（color Dopper 有用）。
　第2段　第1に，UAP では A を示し得ることがわかった。鉄壁防御。
　第3段　第2に B（color Doppler 有用）がわかった。真の新規性はないので有用性を強調。
　第4段　自由度高い。一般化。この症例だけの特殊事象ではないかもしれない，など。
　第5段　二つわかった。AとB。これから何に留意していけばいいか，と一般化。

けが違う。なぜそうなるのかについてはこの後で触れる。

ケースレポート structure 簡単最終型は？

　さらに簡単にした最終簡略版を表4に示す。表4をじっくりご覧いただきたい。これがエッセンスである。

論文一般（原著論文）の structure との相違

　さて表1（原著一般）と表4（ケースレポート）とを比較してみよう。原著とケースレポートとでどこが違うかというと，

1. Introduction は一見2段。known, unknown, problem（＝question）の3段論法の problem＝question は当然 "A は存在するか？" だが，これは

表4　ケースレポート structure 簡単最終型

1) Abstract 第1文は Known そして unknown。最終文は「価値判断・意義づけ＝臨床的有用性」
2) Introduction はミニ3段または2段：known, unknown
3) Discussion の第1段：「わかったことが二つある：第1発見（A）と第2発見（B）だ」
4) Discussion の第2段：「第1発見（A）はこうである，その理由は」
5) Discussion の第3段：「第2発見（B）はこうである，その理由は」。「なんちゃって」であって，「発見」のことばが強いならばソフトに。その場合には新規性でなくて有用性を持ってくる。
6) Discussion の最後：「わかったことは二つ（第1発見（A）と第2発見（B））でその意味づけはこうだ」

unknown と同一のことが多いので，一見2段になってしまう。つまり「Aは知られていない（unknown）。本当にAは存在するか？（problem＝question）」と2度同じことを書く必要がないわけだ。原著では「unknown のうちの全部を明らかにするのは不可能なので今回はここ（problem）を検討した」という姿にするわけだが，ケースレポートでは，始めから対象を狭めてある。原著とは異なり，ケースレポートでは，「間口」が狭いからこうなる。だから，当然 unknown＝problem になるわけだ。ただその心はやはり3段である。

2. 発見は1個だけのことが多いから，第2の「なんちゃって新規」は新規性鉄壁防御の必要はない。ソフトに。ただし，第2発見が第1発見と同じように「新規」ならば（経腟分娩後の UAP のように），この第2発見の新規性も鉄壁防御するわけで，原著と同じである。
3. limitation（この研究には落ち度がある）はケースレポートでは設けない。

以上の3点のみが原著論文とは異なる。ほかは原著と同じだ。

以降の連載で，Abstract, Case, Discussion のそれぞれについて順次述べていくので，この段階では structure が未だ完全に理解できていなくても

かまわない。

「二つわかった法」の効用

　ここで紹介した「二つわかった法」(松原命名)が，一番書きやすい方法だ。「二つわかった法」を採用すると，書き方が自動的に決まってしまう。「二つわかったのはこれとこれ？」と明確に意識できていないと，この方策は採用できない。

　もっというと，「二つわかった法」が採用できないならば，そのケースレポートの価値は低い。何が新規かが明示できないようでは，どんなに上手に書いてもアクセプトは無理だ。時間の無駄だから，その症例の論文化はあきらめたほうが得策である。

　つまり，「二つわかった法」は論文化可能性を値踏みする試金石だといえる。この方法を採用すれば，
- 論文になるか？
- どうしたら明確な論文が書けるか？

の二つに対して同時に答えがでる。「2重のご利益」だといえる。これについては最後にもう少し触れる。

正しい structure のケースレポート見本

　「1．ケースレポート事始め」に記載したものを再度示す。今度は色がついた部分がある。それらが structure の上で，何を意味しているのか，と考えながら読んでいっていただきたい。色は，これまでの説明に一致させてある。すでに論文報告したもの(J Obstet Gynaecol Res 2010；36：405-410)を微細変化。引用と文献は除いてある。

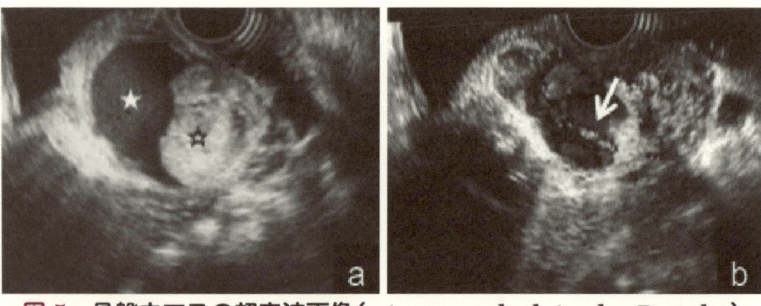

図 5 骨盤内マスの超音波画像(a：grey scale, b：color Doppler)
a：grey scale では anechoic 部分(白星)が認められ，その横には hyperechoic 部分(黒星)が認められる。hyperechoic 部分は瘤内血腫と想定される。
b：color Doppler では anechoic 部分に一致して早い血流(→)が認められる。

骨盤内マスを示した子宮動脈仮性動脈瘤
Abstract
　子宮動脈仮性動脈瘤は帝王切開後の産褥期に性器出血を示す。今回，産褥出血を示さず，骨盤内マスを示した本疾患例を経験した。31歳の初産婦が骨盤位で予定帝王切開を受けた。産褥7日目に骨盤内マスを認め，color Dopplerではマス内に早い血流を認めた。子宮動脈仮性動脈瘤と診断し，子宮動脈塞栓術を行ったところマスは縮小した。子宮動脈仮性動脈瘤は骨盤内マスを示し得る。color Doppler は診断に有用である。帝王切開後に骨盤内マスを認めた場合には本疾患も考慮すべきである。

Introduction
　帝王切開率が上昇し，帝王切開後合併症を診療する機会が増加した。合併症のうち，子宮動脈仮性動脈瘤(uterine artery pseudoaneurysm：UAP)は帝王切開後の産褥期に性器出血を示す。今回，産褥出血は示さず，骨盤内マスを示した UAP 例を経験した。

Case
　31歳。家族歴や既往歴に特記事項はない。帝王切開分娩の産褥7日目(今回が初回妊娠・初回分娩)に，骨盤内マスが発見されて他院から転送されてきた。

今回，骨盤位のために予定的帝王切開が行われたが，手術時に子宮切開部が左側方へ延長し，術中に強出血した。出血部は結紮止血した。術後経過は順調だったが，産褥7日目の退院前定期診察で，骨盤左側に anechoic mass を認めた。マスの確定診断目的で当院へ転送されてきた。

　身長・体重・血圧・脈拍・血算をここへ記載。経腟エコーでは骨盤の左側に 49×48 mm の anechoic mass を認めた（図 5a）。確定診断のための試験開腹を考慮したが，念のために，color Doppler 検査をしたところ，anechoic mass 内に早い血流（swirling blood flow）が検出された（図 5b）。Magnetic resonance imaging では T1 強調画像で low density で，造影後に enhance される直径 50 mm のマスを認めた。仮性動脈瘤と判断し，骨盤血管造影検査を行ったところ，左子宮動脈本幹から張り出す直径 50 mm 大の瘤状構造物を認め左 UAP の診断が確定した。左子宮動脈塞栓術が行われ，塞栓術3日目には anechoic mass は消失し，4日目に退院した。産褥1カ月の時点で，骨盤内マスを認めず，産褥6カ月時点で月経が開始している。

Discussion

　本症例で，以下2点が示された。UAP では産褥出血を示さず，骨盤内マスを示し得ること。color Doppler は本疾患の診断に有用であること。

　UAP は産褥出血を示さず，骨盤内マスを示し得る。最近の review によれば，UAP は帝王切開後産褥性器出血の5％を占めると見積もられた。帝王切開時に子宮動脈壁が部分損傷された場合，損傷部位は血腫で覆われて一旦止血し，動脈瘤を形成するが，ある時点で瘤は破綻する。瘤は子宮腔側へ張り出すので，産褥出血（性器出血）を示す。これまで報告された UAP40 例の集計によれば，その全例において，UAP は子宮内に発生し，その初発症状は産褥性器出血であった。UAP が子宮から離れた骨盤内マスの姿を示し，骨盤内マスとして認識された例は，我々が文献検索した範囲では認められず，本症例がその第1例である。

color DopplerはUAPの診断に有用であった。帝王切開後に骨盤内マスを認めた場合，卵巣腫瘍，術後の骨盤内血腫，骨盤内膿瘍，などを鑑別する必要がある。試験開腹や腹腔鏡検査が行われる可能性がある。UAPにおいては，瘤は血腫や結合組織で覆われており，外観からはUAPだと診断できない。瘤周囲の結合組織を剥離する時点で，瘤が破綻し，大出血をきたす可能性が高い。本症例でも，試験開腹が一時考慮された。color DopplerはUAPの診断に極めて有用であり，先に示した40例の集計においても，全例でcolor DopplerがUAP診断に使用されている。color Dopplerは瘤内の早い血流を瞬時に捉えることができ，swirling blood flow，to-and-fro sign（血流行ったり来たりサイン），yin-yang sign（陰陽サイン）など特徴的な所見が認められる。本例でもこれらが認められ，UAPの診断に繋がった。

　本症例では，UAPが子宮出血でなく骨盤内マスを示したわけだが，これと似た現象が起こり得ることが，子宮動脈以外の部位の術後仮性動脈瘤において，すでに報告されている。消化管手術において，消化管周囲動脈の壁が損傷された場合にも仮性動脈瘤が発生する。多くの場合，瘤は消化管腔方向へ張り出し，瘤が破綻して消化管出血が起こる。一方，瘤が腔方向ではなく腹腔内へ張り出し，これがエコー検査で検出された例，マスが総胆管を圧迫して黄疸が発症し，これが動脈瘤診断の契機になった例，などが報告されている。
　UAPは産褥出血を示さず，骨盤内マスを示し得る。color Dopplerは子宮外UAPの診断にも有用であることがわかった。帝王切開後に骨盤内マスを認めた場合，UAPの可能性も考慮してcolor Doppler検査をする必要がある。本例のような骨盤内マスを形成する未破裂UAPは発見されずに放置されている可能性もある。多くの例でUAPは子宮腔方向へ張り出すのに，なぜ本例ではそうならずに子宮から離れた方向へ張り出したのかは不明である。今後，骨盤内マスを形成するUAPの自然史と成因とが検討される必要がある。

利益相反：なし
Acknowledgement（謝辞）：あれば書く
References（参考文献）：省略
（文字カウント　本文 1,826）

structure 解説

　以下に重要な structure だけを抜き出す。structure 上で同義のものは同じ色で示してある。

　known は：
　子宮動脈仮性動脈瘤は帝王切開後の産褥期に性器出血を示す。

　unknown＝problem は：
　今回，産褥出血を示さず，骨盤内マスを示した本疾患例を経験した。
　なぜこの文章が unknown＝problem なのか？　この文章を疑問文にしてみよう。
　「産褥出血を示さず骨盤内マスを示す UAP は存在するか？」。これが unknown＝problem（clinical question）になっている。「なになにを経験した」の裏に「そのような例はあるだろうか？　あったよ！」という文章が隠れている。だからここは unknown である。まだ症例は述べていないから，唐突に「経験した」と肯定文を示されても，本当にそれが真実かどうかはわからない。だから unknown とみなしてよい。読者にとっては unknown＝question のままであり，それに対してこれから答える，という図式だ。この部分だけ少し屈折しているが，そういうことだ。

　第 1 発見
　UAP では産褥出血を示さず，骨盤内マスを示し得ること。

第2発見（"なんちゃって新規でもOK"）
color Doppler は本疾患の診断に有用であること。
意味づけ＝価値判断＝臨床的有用性
帝王切開後に骨盤内マスを認めた場合，UAPの可能性も考慮してcolor Doppler検査をする必要がある。

Discussion の最後3行
「本例のような骨盤内マスを形成する未破裂 UAP は発見されないで放置されている可能性もある。多くの例で UAP は子宮腔方向へ張り出すのに，なぜ本例ではそうならずに子宮から離れた方向へ張り出したのかは不明である。今後，骨盤内マスを形成する UAP の頻度と成因とが検討される必要がある。」

　ここは，本当は limitation であり，それを克服すべきだ，と future plan を述べている。すんなり書いてあるようにみえるが，実は高度テクニックを使っている。たまたまこの例では退院診察でエコー検査が行われ，骨盤内マスに気がついたから UAP が発見されたが，発見されない骨盤内 UAP はたくさんあるかもしれない。と，ここでは「稀ではない」「おたくの世界」でない，と断りつつ，かつ未発見 UAP がどのくらいあるかがわからない，と第1の limitation を述べてある。次に，なぜ本例だけが子宮外マスを示したのかが不明だ，と第2の limitation を述べてある。そして最後にそれを検討すべきだ，と future plan を示してある。ケースレポートでは limitation paragraph はつくらないが，このように limitation をさりげなく最終段落に"埋め込んで"一般化してみせるのは，高得点が期待される方法だ。

　別の面から再度みていく。
　論文の大原則（**表5**）が存在する。**表5**をみていただきたい。

表5　論文の structure「追い込み漁」(松原)の原則

- Intro で「追い込み漁」(松原命名)→ general から specific へ
- Discussion では得た魚を育て(これは良い魚ですよと売り込む)
- Discussion の最後へ行くにしたがい,「釣った魚を大海へ放つ」(松原命名)→ specific から再度 general へ

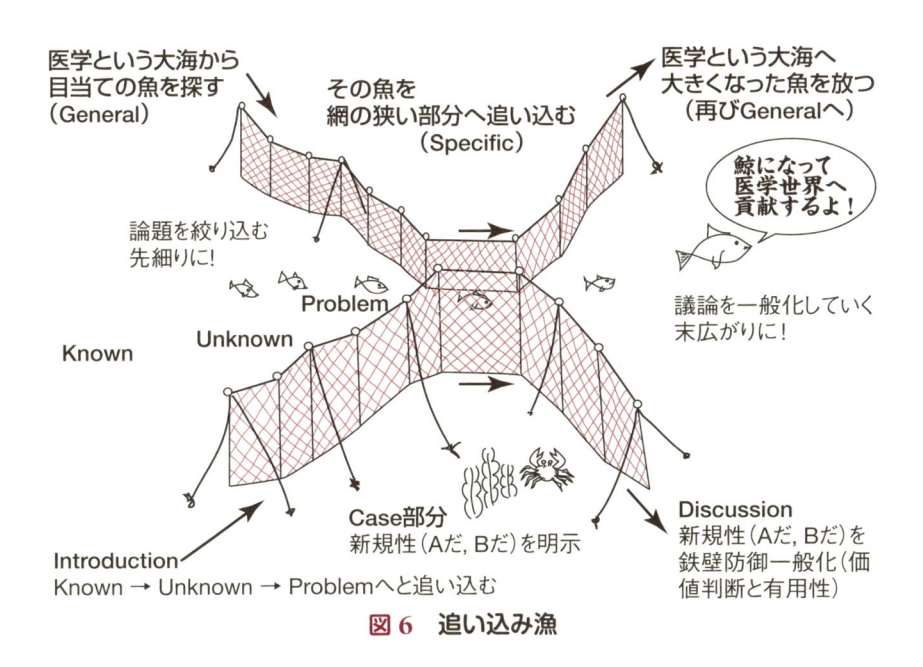

図6　追い込み漁

この論文大原則がきれいに表現できている。

　Intro では known「子宮動脈仮性動脈瘤は帝王切開後の産褥期に性器出血を示す」と誰でも知っている general から入り,「産褥出血を示さず骨盤内マスを示す UAP は存在するか？」という specific な問題へと議論を進めて, そこへ「魚」を追い込む(図6)。specific な問題へと議論を持ち込む。
　症例部分で, その specific 部分に回答を与える。なるほど書いてる事柄は正しいと「事実関係を」納得させる。

Discussion では，その specific な部分への回答の正当性・妥当性を鉄壁防御しつつ，「その specific な知見から得られる臨床有用性」＝「一般化」へと末広がりに，議論を進めていく。「帝王切開後に骨盤内マスを認めた場合，UAP の可能性も考慮して color Doppler 検査をする必要がある」，さらに，「今後，骨盤内マスを形成する UAP の頻度と成因とが検討される必要がある」と広げて終わる。これならば産科疾患だけでなく，産科以外のすべての手術後の仮性動脈瘤へ問題提起をした形で論文を終えることができている。
　これが，
- 追い込み漁をして
- 得た魚を育て
- 魚を大海へ放つ

である。
　まず大枠を示し，次に絞り込み，絞り込みへ回答を与えて，回答を鉄壁防御して，最後に一般化する。これがケースレポートの真髄である。

同じ意味（言葉）がでてくる場所一覧

　だめ押しをする。今度はでき上がった論文を眺めたとして，同じ"台詞"が論文内のどこに登場するかを表 6 に示す。「何がどこに書いてあるか？」をまとめておく。以下の"台詞"はこれらの場所で繰り返し登場するわけだ。

- 既知症状（出血が症状だ：known）
- A だろうか？（マス形成はあるだろうか：unknown＝problem）
- A である：第 1 発見（マス形成もある：problem への解答）
- B である：第 2 発見（なんちゃって新規＝Doppler が有用）でも OK。本当の第 2 新規発見，つまり，"なんちゃって新規"ではなくて"経腟分娩後発症"などのように"真に新規"ならばさらに好都合。

表 6　同じ表現が登場する場所一覧

1. 「既知症状」(known) が書いてあるのは，
   ・Abstract の第 1 行
   ・Introduction の最初のほう（多くは第 1 行）
2. 「A なのか？」「B なのか？」(unknown ＝ problem ＝ question) が書いてあるのは，
   ・Abstract の「既知症状」の後（注）
   ・Introduction の最後のほう
3. 「A である」「B である」(answer) が書いてあるのは，
   ・Abstract の最後から 2 番目の行
   ・Discussion の第 1 段落
   ・「A である」は Discussion 第 2 段落の第 1 行にも
   ・「B である」は Discussion 第 3 段落の第 1 行にも
   ・Discussion の最後の段落の第 1 行目
4. 価値判断「こんな風に臨床に有用だ」（含意，推察，応用，臨床的有用性）が書いてあるのは，
   ・Abstract の最後の行（わずかだけタッチする）
   ・Introduction の一番最後の行

（注）「B なのか？」は例文では Abstract 第 1 行には示していないので色を付けていない。それは，この例文では，B が「なんちゃって新規」であり，unknown ＝ problem と正面へ押し出すのがはばかられたから。B が「なんちゃって新規」ではなくて「真に新規」（例えば帝王切開後でなく経腟分娩後に起こっており，原則 1 からも逸脱している，など）ならば Abstract に必ず書く。A も B も "真に" 新規ならば A と B とは両者とも unknown ＝ problem として同等に扱うべきである。が，例文では B ＝ color Doppler 有用？ は「真に新規」なわけでなく「なんちゃって新規」なので Abstract 第 1 行からは落とした。B が「なんちゃって新規」であると承知の上で，あえて明示したいなら「color Doppler がマス形成動脈瘤の診断にも有用かについてデータはない＝unknown＝problem」などと書いておけばよい。

　さて，B が「なんちゃって新規か？」「真に新規か？」に応じて Abstract へ出したり引っ込めたり，と，暗記までする必要はない。Abstract には重要なことだけを書くのだから，「なんちゃって」は非常に重要とまではいえない，と判断したから Abstract 第 1 行からは落としただけのこと。「なんちゃって」でも，臨床に有用で，「なんちゃって」に気づいたこと自体が「新規」だと踏んだなら，もちろん Abstract へ堂々と出してよい。重要ならば第 1 行の unknown ＝ problem へ堂々と出し，そうでないならば出さないでおく，という単純な事柄だ。ここらは，当該事項への著者の見定め力に依存する。B を Abstract 第 1 行に登場させるべきかどうか，current writer はそこらを一瞬で判断する。初心のうちは「一瞬では」判断できないだろうが，そのように考えてみるように習慣づけることが上達への早道だ。

きちんと基本をおさえた論文（structureが正しい論文）ならば，以上の場所をみれば，「known, unknown＝problem（A? B?），今回わかったこと二つ（二つわかった法）（Aである，Bである），それの意味づけ（有用性）」が全部「その場所に」書いてあるわけだ．

　読者・査読者側からいえば，「何が言いたい論文なのか？」を短時間で知りたいならば，上記の場所だけをみればいい．きちんとstructureを守って書いてあれば，査読者は「ああ，この論文は動脈瘤のことで，普通は出血主訴なのに，マス形成し，color Dopplerが重要だと言っている．マス形成は世界初の報告で，一般化で論文が終了しているな」と一発で意味がわかる．「臨床に役立つといえる」かどうかは査読者の個別判断（significance評価は査読者により異なる）に依存し，どんなに「きれいに」書いてもアクセプト有無まではわからない．が，structureが守られた論文ならば，5分で内容は把握できるわけだ．少なくとも「何が書いてあるか，何が新規で，何が臨床に役立つと主張しているかがわからない」と，査読者をいらだたせる最悪の事態は回避できている．

　さて，わずかに余談になるが，structureを守らぬ論文は以下三つの場合に書かれる．
1）論文 structure を知らないで書かれたもの
2）高等テクニックを使ってわざとstructureはずしをした場合
3）不純な動機でstructureはずしをした時

　1）は説明の余地がない．不勉強なだけだ．いわば，「かわいいstructureはずし」．

　2）だが，論文を多数書いていると，全部が全部，「第1に第2に」の形式を踏むのがいかにもone patternに思えてしまい，structureの基本を知った上で，わざとstructure崩しをすることはある．特に字数制限が厳しい場合には，「まずstructure通りに書いておき，最後に削れるだけ削ってし

まう」から「最終的に structure 通りには書けない」。これはいわば，「正義の structure はずし」。

　3）だが，「structure 通りに書くと当該論文の価値がいかにも低いことが"ばればれ"になってしまう」のでわざと structure を守らぬ場合。これは「悪の structure はずし」だ。

　第 3 について今少し解説する。新規事項や臨床的有用性が「心の底から理解できていない場合」，あるいは「新規性は本当は存在しないが，とにかく論文にしたい」場合。このような場合に structure をきちんと守って書くこと自体が不可能か，あるいは「structure 遵守」が不都合になってしまう。これは当然である。ここに示した structure は「短い時間で新規性とメッセージ（有用性）を読者に伝達する"最良の"手法」である。だから「新規性がない」とわかっているのに無理に論文に仕立てようとした時，structure を守れば守る程，「新規性なし」が歴然とわかってしまう。「新規性なし」を見破る"最良の"方策が「structure 通りの論文を書かせてみること」であるわけだ。それで，structure を知っているのに，「新規性なし」がばれないように，意図的に structure を崩す例がある。査読者は，このような「"新規性なし"を隠すためにわざと structure を守らずに書いた論文」を絶対に通さない。査読を長年やっていれば，structure を知らないだけの不勉強者（かわいい間違え）なのか，査読者を煙に巻くためにわざと structure はずしをしているのか（不謹慎者）は，すぐにわかる。後者の場合，論文が reject されないだけならばまだしも，査読者や編集者の心証を悪くする。次に書く論文にも影響するかもしれない。「そこまでやって受かりたいのか？」と査読者に感じさせたらおしまいだ。「それをやったらおしまいよ」（フーテン寅の名セリフ）である。前書にも書いたが「structure はずしをしてまでアクセプトを狙わない」ことだ。これは研究者の良心でもある。1)なのに 3)，つまり「かわいいだけ」なのに「悪者；不謹慎者，そこまでやる者」と間違われたら馬鹿らしい。だから structure を勉強して，これをきちんと守ろう。

一方，未完成の論文を先輩にみせる場合，structure 通りの論文だと指導は簡単だ．何が問題だかがすぐにわかる．「新規が三つあり，first, second, third」ときれいに書いてあるとする（この場合は松原の三つわかった法だが）．この場合，以下のように簡単にアドバイスできる．例えば，「新規性の大きさは 2，3，1 の順番で，1 は新規とはいえないから，最終段落でタッチするだけ」「第 2 新規への論文裏づけが不足しているから，2010 年の Johnson 論文とその引用をみて鉄壁防御せよ」「第 3 新規性は防御の方法が"三成三献茶原則"[注]と逆だから書き直し」，「以上を踏まえて Abstract Introduction を構成し直し」て，「莫大な時間をかける手前で松原に再度みせること」などと簡単に指示出しできる．

　ここまでで，ケースレポート structure の大枠は理解できたと思う．次回以降，Title, Introduction, Case, Discussion の各パーツについて，陥りやすい罠，それを乗り越えるコツを述べていく．

――――――――― まとめ　1 ―――――――――

1. 論文の structure を守る．
2. 「二つ発見した」法が一番簡単明瞭．
3. Abstract の最初は "Although X is known, A is unknown."．最後は臨床的有用性．
4. Introduction はミニ 3 段論法．known, unknown, problem．このうち unknown＝problem のことが多いから，一見 2 段論法．
5. Discussion 第 1 段は「二つわかった」
6. Discussion の第 2 段と第 3 段はそれぞれ，「第 1 発見（A）はこれこれ」

注）段落内の「説明文」（コンテント文というが）は，重要度の順番に配置し，一番重要なものへ最大のスペースを，一番重要でないものへ最小のスペースをあてがう．これが「三成三献茶」法則（松原命名）．後で詳しく説明する．

「第 2 発見(B)はこれこれ」と段落最初の文で結論を述べてしまう。
7. Discussion の最後で再度「二つわかった」。最後に「臨床的意味づけ」。
8. limitation paragraph はつくらない。
9. 決め文句(大事な文章)は文体を変化させない。
10. 論文全体を眺めると general→specific，防御して今度は，specific→general へ：魚を「追い込み(specific の問題を設定して)」「得て育てて」最後に再び，医学世界という「大海へ放す(一般化)」。(論文大漁節)

まとめ 2

同じ台詞が登場する場所は，
1. 既知所見(known；出血が主訴だ)：Abstract 最初，Introduction 第 1 段
2. 第 1 発見所見(A に相当：マス形成)：Abstract の最初から 2 番目。Introduction 第 1 段の 2 番目，Discussion 第 1 段，Discussion 第 2 段，Discussion 最終段
3. 第 2 発見(B に相当：なんちゃって新規：Doppler が有効)：Abstract の最初から 3 番目。Introduction 第 1 段の 3 番目，Discussion 第 1 段，Discussion 第 3 段，Discussion 最終段
4. 価値判断＝臨床的有用性：Abstract の最後，Discussion の最終段の一番最後。

6. タイトル再考

　前書で「タイトルは命がけ」と書いた。ケースレポートでも同じである。タイトル作成には手間と時間をかける。

▼ よいタイトルとは？
1） タイトルだけで論文内容がわかり（名は体を表す）
2） できるだけ短く
3） 名詞で終了するもの。文章タイトルや疑問文タイトルはできるだけ避ける
4） 副題は効果的ならば使用してもよい
5） できれば，「重要語」「売り」を頭にもってくる
　　そのようなタイトルである。

▼ 今回のタイトルは
「骨盤内マスを示した子宮動脈仮性動脈瘤」である。

　今回の新規発見事項は「子宮動脈仮性動脈瘤（UAP）は産褥出血を示すはずなのに，骨盤内マスを示した」である。そこで，例文タイトルには，

「骨盤内マスを示した子宮動脈仮性動脈瘤」

を採用してある。読者の中には，「な〜んだ，物足りないな」と感じる方もおいでかもしれないが，これで十分である。
　ただ，このタイトルを採用しないほうがいい場合が二つある。それは，
1. 今回の新規発見事項が「医学常識を覆すような大発見」だった場合

2. 産婦人科雑誌でない，別の範疇の雑誌を狙った場合

である。この 2 点については後半で述べるとして，まず「タイトルの原則」についておさらいしよう。

論文タイトルの原則

重要事項をおさらいしておく。一般性を持たせるためにケースレポートではなく，原著論文を例にして考えていこう。

発見事項は以下だとする。

「母体葉酸投与は早産頻度を減少させる」

どんな研究か？

妊娠前・妊娠初期の葉酸服用は，児二分脊椎頻度を減少させる。初期以降は葉酸服用のこの効果はなくなるから，多くの妊婦は中期には葉酸服用をやめてしまう。ところが，「中期以降も葉酸服用した妊婦は，早産しにくいような印象」を持った。そこで，中期以降も葉酸を服用させる群とさせない群とに無作為割り付けして，早産率を end point (primary outcome) にした RCT を組んだ。その結果，

「葉酸投与群は非投与群に比して早産頻度が有意に減少した」

とわかってしまった。話を簡略化するために，

「葉酸は早産を減少させる」

ことがわかったと考えてみよう。

その論文タイトルはどうするか？

よいタイトルとは，

1. 名は体を表すタイトル：informative title

「葉酸の早産減少効果」

これでいい。もちろん，「妊娠初期だけでなくて妊娠全経過における投与こそ意味がある」「葉酸はガムの形で投与した点に意味がある」ならば，そ

れらをタイトル内に示す。
- 妊娠全経過中の葉酸服用による早産減少効果
- 葉酸ガムの早産減少効果

これで十分である。

「葉酸の早産減少効果」と書いてあれば，「旦那さんが服用したのかな？」とか「効果があったのか，なかったのかがわからない」などと邪推する読者はいない。産婦人科医は「葉酸を服用して二分脊椎を減少させよう」とキャンペーンをはっているから，「葉酸の早産減少効果」と書いてあれば，意味は通じる。

これが「論文内容がわかるタイトル」であり，informative title という。

これに対して，「葉酸服用と早産との関連性」と書いたら，内容はわからない。早産が減ったのか増えたのか？ もしかすると，早産そのものでなく，早産徴候（お腹の張り，子宮頸管長）が end point の論文かもしれない。このようなタイトルは indicative title，あるいは suggestive title という。「何と何との関連を研究していることまではわかるが，結果はわからない」，そのようなタイトルである。別の言い方をすると，informative title は研究の「結果」，さらには「意味づけ」までが明示されているもの。Indicative title は，方法までは書いてあるが結論は書いてないもの，ともいえる。

ただ，論文専門書の中には，informative title＝sentence title と記述してあるものもある。このすぐ後で述べるが sentence title は，私は原則禁止だと考えている。だからそのような成書の記載に基づけば，sentence title 禁止＝informative title 禁止，ということになってしまう。

煩雑なので，ここでは informative title の論文学上での定義は無視する。再度書くと，（ここでいう）informative title は「論文内容が結果も含めて全部わかってしまうタイトル」。その名詞化したものをタイトルに据えてくれ，と，こういっているわけだ。

ポイント：informative title は「論文内容が結果も含めて全部わかってしまうタイトル」。それを名詞化したものをタイトルに据える。
「葉酸の早産減少効果」「Reduction of preterm delivery by folic acid」これで決まりだ。

　良：「葉酸の早産減少効果」
　　　「Reduction of preterm delivery by folic acid」
　悪：「葉酸服用と早産との関連性」
　　　「Relationship between folic acid and preterm delivery」

2. できるだけ短いタイトル

　1 と 2 は相反する。informative な範囲で「できるだけ短くする」こと。
　そのためには，「研究」「検討」「解析」「について」などを落とす。「何々に関する研究」などと書いあったら，一流雑誌へのアクセプトはおぼつかない。「"研究"を落としたほうがいい」ことすら知らない人が書いた論文だと判断されてしまう。

　良：「葉酸の早産減少効果」
　　　「Reduction of preterm delivery by folic acid」
　悪：「葉酸の早産減少効果に関する研究」
　　　「葉酸の早産減少効果に関する検討」
　　　「葉酸の早産減少効果に関する解析」
　　　「葉酸の早産減少効果について」
　　　「A study on (Research on, An analysis of, Assessment of, Determination of) the reducing effect of folic acid on preterm delivery」
　最悪：「葉酸服用と早産との関連性に関する研究（検討, 解析, について）」
　　　「A study on the relationship between folic acid and preterm delivery」

　1 と 2 と両方に違反しているから「最悪」。タイトルだけで一発 reject の

可能性あり！

3. 名詞で終了するものがよい。文章タイトルや疑問文タイトルはできるだけ避ける

- 文章タイトル：sentence title
「葉酸は早産を減少させる」
「Folic acid reduces preterm delivery」
- 疑問文タイトル：question title
「葉酸は早産を減少させるか？」
「Does folic acid reduce preterm delivery?」

　これらはできる限り避ける。使っていいのは，
1）この発見が非常に重要である場合で
2）得られた成績が鉄壁防御されている（非常に確からしい）
3）疑問文タイトルでは，1）と2）に加えて，結果に意外性がある場合

　このあたりは前書に詳しく述べてあるので簡単に書く。研究成績はFolic acid reduced preterm deliveryである。つまり過去形である。一方，文章タイトルのほうは普通現在形。現在形は，The earth revolves around the sun.「地球は太陽の周りを公転する」，のように「絶対的真実」の表現である。今回実験だけから，「絶対的真実」がそう簡単に証明できるものではない。また，もしも葉酸が本当に「早産を防止できた」のならば大発見だ。が，そうではなくて，「葉酸が早産の一徴候である子宮収縮を減少させた」ものの「早産抑止効果はなかった」という成績だったとして，
　「葉酸は子宮収縮頻度を減少させる」
というタイトルにしたらどうだろう？
　「早産抑止」ならば大発見であり現在形でいい。しかし「子宮収縮頻度減少」ならば，早産抑止のかなり手前の所見であり，重要度が低い。つまり，

今回発見の significance（医学的意義）が大きく，研究成績の信憑性が非常に高い場合だけ sentence title を採用したほうが無難だ。

　疑問文タイトル question title はさらに込み入っており，significance が大きく，予想外の結果が出た場合のためにとっておいたほうがよい。葉酸が早産を防止できる，などと考えた産科医はいない。早産抑止は人類の大目標である。「葉酸が早産を抑止」できたなら，significance が非常に大きく意外性があるから，question title はインパクトが大きい。この場合には，question title でも OK だ。「葉酸は子宮収縮を抑止するか？」でもいいと思う。

　今度は葉酸のほうを変化させてみよう。葉酸ならばだれでも知っており，インパクトが大きい。しかし，葉酸成分の何かの変異体，そんなものがあるどうかは知らないが，葉酸 subtype A（特殊な研究者しか知らない物質）とか葉酸含有漢方薬（〇×散：漢方専門医しか知らない）などについての研究ならば，sentence title も question title もやはりおかしい。雑誌にそのタイトルが掲載されていたとして，葉酸 subtype A って？　〇×散って何だ？　読者はそう思うだろう。どうでもいいような，つまり研究者本人には重要かもしれないが，医学世界においてなじみが薄く，significance も大きくないような事象，対象ならば，sentence title，question title は避けたほうが無難だ。乾坤一擲，将来書くはずの論文のために，sentence title，question title は大切にしまっておこう。

　ポイント：名詞で終了するものが良い。文章タイトルや疑問文タイトルは，その発見が非常に重要で，成績が鉄壁防御されており，結果に意外性がある時だけ使う。

4. 副題は効果的ならば使用してもよい

　原著では，approach 方法が「すごい場合」に，副題にその「売り」を持って

くることが多く，私は結構やる。例えば，

「Reduction of preterm delivery by folic acid : A randomized controlled study」

この A randomized controlled study の替わりに，
- 5-decade experience
- A population-based study for one million women
- Direct morphological evidence

など，とにかく「アプローチ方法がすごい場合」にはそれをもってくると効果的だ。
- RCT ですよ
- 50 年間観察したんだよ
- 100 万人に対する検討ですよ
- 子宮頸部形態からみた「証拠」を突き止めたよ

など，いずれも査読者泣かせの名文句だ。ただし，本当に副題に示すような「すごい」方法を採用していないと，文句が出るから正直に書こう。

ポイント：「売り」，ことに「アプローチ方法がすごい時にそれを副題にする」のはいい手だ。

5. できれば，「重要語」「売り」を頭にもってくる

良いタイトルだと判定したのは，

「葉酸の早産減少効果」

「Reduction of preterm delivery by folic acid」

である。

この例はタイトルがシンプルなので，「重要語頭出し」をいちいち考慮せずとも，二つの重要語「葉酸」と「早産減少」のどちらかが自動的に「頭」に出てくる。ちなみに，日本語タイトルでは「葉酸」が，英語タイトルでは「早産減少」が頭に配置されている。

ポイント：読者が先ず目にするのはタイトルの頭。だから重要語をタイトルの頭に配置する。

まとめると，
1) informative title（名は体を表す）
2) できるだけ短く
3) 名詞で終了するもの。文章タイトルや疑問文タイトルは理由があるならば使ってもよい
4) 副題は効果的ならば使用してもよい，ことにアプローチ方法が売りの時
5) できれば，「重要語」「売り」を頭にもってくる

である。
　以上がケースレポートに限らない「論文タイトルの原則」である。
　では今から，今回の症例のタイトルについて述べていく。

本症例のタイトル考察

UAP は，

> 1) 帝王切開後に，
> 2) 産褥出血を示し，
> 3) 子宮内 anechoic mass を認め，
> 4) color Doppler では swirling blood flow を認め，
> 5) 動脈塞栓術が有効な，

そのような疾患であり，今回は 2)産褥出血ではなく骨盤内腫瘤で発見された。そこが面白い（臨床的に有用だ）から論文化しよう。発見事項が一つだけでは論文が書きにくいので，4)color Doppler についても「なんちゃって新発見」とみなして，「二つ発見した法」で書いているわけだ。このあたり

を思い出していただきたい。

そしてタイトルは，

「骨盤内マスを示した子宮動脈仮性動脈瘤」

これで十分だ，と書いた。

良いタイトル 5 原則

1) informative title（名は体を表す）
2) できるだけ短く
3) 名詞で終了するもの。文章タイトルや疑問文タイトルは理由があるならば使ってもよい
4) 副題は効果的ならば使用してもよい，ことにアプローチ方法が売りの時
5) 「重要語」「売り」を頭にもってくる

に照らしてみると，

　4)「副題」の項は別にして，この模範タイトル：「骨盤内マスを示した子宮動脈仮性動脈瘤」は，原則にきれいに合致している。

　できあがったタイトルだけみていても，「タイトル作成上手」にはならないので，今から色々なタイトルをつけてみる。パズルだと思って楽しみながら読み進めてほしい。

色々なタイトル：失敗例と成功例

例 1　長過ぎる

「帝王切開 7 日目の退院診察時に骨盤内マスが発見され，color Doppler で子宮動脈仮性動脈瘤と診断され動脈塞栓術が奏功した 1 例」

日本語だけ整理して，

「帝王切開 7 日目の退院診察時に骨盤内マスが発見され，color Doppler

で診断された子宮動脈仮性動脈瘤の動脈塞栓奏功例」

　これは長過ぎるタイトルだ。
　完全に「名は体を表している」。学会抄録にはこのようなタイトルが必ず混入している。この論文の二つの発見（骨盤内マスと color Doppler）がきちんと入っており，帝王切開，動脈塞栓のことばもある。UAP の 5 大特徴 1)〜5) のうちの四つまで（産褥出血に替えて骨盤内マス）が書いてある。
　結論からいうと，これは長過ぎる。座長が，「次の演題は，自治医大の松原先生で，○○○○……（この長たらしいタイトルが入る）……です」という姿を想像してほしい。あるいは，学会 100 演題が全部これだったら，いったいどんな抄録プログラムになるだろうか？　おかしい。

例 2　余計な言葉が入っている

　「帝王切開後の産褥時に骨盤内マスを示した子宮動脈仮性動脈瘤の 1 例」
　よくみてほしい。どこがおかしいか？　この後の章で，「帝王切開後でなくて，正常分娩後の UAP を示した例」の Abstract をお示しするが，その場合 UAP の 5 大徴候のうちの 1)"帝王切開後"に逸脱した UAP だったから論文化できた。しかし，産婦人科医の多くは「UAP は帝王切開後の産褥時に」発覚する疾患だと知っているので，「帝王切開後の産褥時に」が無駄。これが「正常経腟分娩後の」ならば，そのことばは極めて重要なので必ずタイトルに入れる。

例 3　やはり余計なことばが混入

　「産褥時に骨盤内マスを示した子宮動脈仮性動脈瘤」
　「産褥時に骨盤内マスを示した子宮動脈仮性動脈瘤：症例報告」
　さらに微細だがどこがおかしいだろうか？　このままでも誰も文句はいうまい。が，「産褥時に」が無用。「お産前に UAP が起こることはない」ので。これが「産後 10 年目に発見された」ならば是非ともタイトルに入れる。要するに「あたり前のこと」「当該雑誌の読者ならだれでも知っているよう

なこと」をタイトルにごちゃごちゃ書くな，ということ．
「症例報告」のことばを入れたほうがいいかどうかは最後のほうで述べる．

例 4　これは合格

「産褥時骨盤内マスを契機に診断された子宮動脈仮性動脈瘤」

「産褥時骨盤内マスを契機に診断された子宮動脈仮性動脈瘤：症例報告」

　これは合格．英語タイトルをこの後示すが，英語ベストタイトルの日本語訳になっている．「契機に」がうまい．実際，この症例は無症状で，帝王切開後にたまたまエコー検査をしたらマスが発見されて「何だこりゃ？」がUAP 診断の「契機」になったわけで，きれいに「名は体を表している」し，かつ短いので合格．

例 5　副題タイトル：ここでは合格

「子宮動脈仮性動脈瘤：産褥時骨盤内マスが診断の契機」

　副題の例．私は合格だと思う．よくみると，副題は文章(体言止め)になっている．sentence title はできれば避けると述べたばかりで確かに矛盾したことを書いているのだが，この副題は問題ないと思う．ケースレポートでは副題に「アプローチのすごさ」を持ってくるのは難しいことが多い．このタイトルでは，まず UAP と「疾患名」を出しておいて，次にこの論文の売り「産褥出血ではなく骨盤内腫瘤ですよ」，しかも，それが UAP 診断の「契機」です，と「売り」の二つがきれいに副題に入っている．だから，このタイトルは，一見何気ないが，かなりよくできている．「子宮動脈仮性動脈瘤：産褥時骨盤内マスが診断の契機」は，だから合格．

例 6　文章タイトル：やはり変

「子宮動脈仮性動脈瘤は産褥時骨盤内腫瘤を示す」

「子宮動脈仮性動脈瘤は産褥時骨盤内腫瘤を示す：症例報告」

　これは sentence title．おかしい．だって上記の文章内容は絶対的真実ではない．「骨盤内腫瘤を示すことがある」が正しい表現だが，これではインパクトなし．医師国家試験でも「ことがある」は禁忌のことばだ．

例7　疑問文タイトル：もっと変

「子宮動脈仮性動脈瘤は産褥時骨盤内マスを示すか？」
「子宮動脈仮性動脈瘤は産褥時骨盤内マスを示すか？：症例報告」

疑問文タイトルを持ってきた。明らかにおかしい。自分の論文（発見）を過小評価するのも何だが，この所見は世界中に疑問を発するような大発見ではない。第一，いったい誰に向かって尋ねているのか？

英語ならば？　よいタイトルがもっとたくさん作れる

「骨盤内マスを示した子宮動脈仮性動脈瘤」
「産褥時骨盤内腫瘤を契機に診断された子宮動脈仮性動脈瘤」
「子宮動脈仮性動脈瘤：産褥時骨盤内腫瘤が診断の契機」

の三つが合格したわけだが，英語ならば以下あたりがいずれもしっくりくるだろう。initially manifesting (presenting) as 等，英語だと表現がぐっと広がる。hidden を使うと，「たまたまエコーをしてみたら UAP が隠れていたよ！」と，うまく表現できる。「骨盤内腫瘍の姿で隠れていた UAP」などと日本語で書いたら気恥ずかしいだけだが，英語ならば自在に表現できる。

「Uterine artery pseudoaneurysm (initially) manifesting as a large intrapelvic mass」

「Uterine artery pseudoaneurysm presenting as a large intrapelvic mass」

「Uterine artery pseudoaneurysm hidden as a large intrapelvic mass」
(hidden behind でも OK)

「Intrapelvic mass as an initial manifestation of uterine artery pseudoaneurysm」

「Intrapelvic mass as an initial presentation of uterine artery pseudoaneurysm」

「Unusual manifestation of uterine artery pseudoaneurysm：a large intrapelvic mass」

　六つ目は比較的好きだ。ケースレポートの多くはunusual manifestationの記述だ，と書いてきた。これを応用し，
- unusual adverse event とか
- unusual clinical course とか
- unusual clinical outcome とか

それぞれ通常認められない「有害事象」「臨床経過」「予後」などを持ってくる。そしてコンマ副題の中身にその「事象」「経過」「予後」を入れ込めばいいだけだ。

　ただ，これには異論を唱える論文学者もいる。「タイトルの最初には一番重要なことばを配置して読者の目を釘づけにせよ」という「タイトルの原則の5」に違反しているから，というのが異論の理由だ。ケースレポートはunusual ◯◯を書くものだから，この意見は当然である。それを気にするならば，副題と主題を逆にする。

「A large intrapelvic mass：Unusual manifestation of uterine artery pseudoaneurysm」

　しかしこれだと，UAPの言葉が副題に入ってしまい，目立たない。
　だから，

「Unusual manifestation of uterine artery pseudoaneurysm：a large intrapelvic mass」

とするか，

「A large intrapelvic mass：Unusual manifestation of uterine artery pseudoaneurysm」
とするか，難しいところだ。

私は, unusual manifestation が頭にきても，このタイトルは非常にコンパクトなので，問題はないと思う。どちらでもよいと思う。

英語でも sentence title や question title は変だ
英語の sentence title：やはり変！

「Uterine artery pseudoaneurysm manifests as a large intrapelvic mass：A case report」

これは sentence title。日本語タイトルで説明した通り，おかしい。significance 大の事象発見まで sentence title はとっておこう。

英語の question title：変！

「Does uterine artery pseudoaneurysm manifest as a large intrapelvic mass?：A case report」

明らかにおかしい。なぜおかしいか説明の余地はないだろう。とても大げさな感じである。多くの査読者はこの手の大げさなタイトルは嫌いだ。

別の英語タイトル：奥の手

その他，英語だと魅力的なタイトルがいくつかある。

「Cesarean section, intrapelvic mass, and then uterine artery pseudoaneurysm」

これは，最近私がよく使う手で，臨床経過の keyword を発生順（発見順）に三つ並べる方法。ずーっと昔に「誘惑されて，捨てられて」というイタリア名作映画があったが，あれだ。

「帝切，マス，そして UAP」のような感じで，産婦人科医ならば読めば意味はわかる。informative だが長過ぎて悪いタイトルの見本，「帝王切開 7 日目の退院診察時に骨盤内腫瘤が発見され，color Doppler で子宮動脈仮性動脈瘤と診断され動脈塞栓術が奏功した 1 例」の重要語三つをいただき，というわけだ。三つのことばの羅列で意味は十分わかる。短いならば四つまで並べても OK。五つは絶対に並べない。

正攻法タイトルをあえて採用しない場合

これまで述べてきた「タイトル原則」を採用しないほうがいい場合が二つある，と冒頭に書いた。その二つとは何だろう？

1. 今回の新規発見事項が「医学常識を覆すような大発見」だった場合

「骨盤内マスを示した子宮動脈仮性動脈瘤」
「産褥時骨盤内腫瘤を契機に診断された子宮動脈仮性動脈瘤」
「子宮動脈仮性動脈瘤：産褥時骨盤内腫瘤が診断の契機」

これがよいタイトルだと述べた。が，もしもこれが「医学常識を覆すような大発見」ならば，このようなタイトルでは多数の論文中に埋没してしまい，もったいない。真に significance 大だと信じたら，もっと大げさなタイトルをひねる。

本症例はどう頑張っても「大発見」にはなり得ないから，架空だが，

「A popular pelvic mass？：Pseudoaneurysm after cesarean section」
「Pseudoaneurysm after cesarean section：A popular pelvic mass？」

これは骨盤内マスを示す UAP が実は非常に多いという発見をした場合の仮想タイトル。

「Uterine artery pseudoaneurysm is caused by arterial media collagen deficiency」

これは世紀の大発見である。たまたま運悪く UAP が起こるわけでなく，動脈中膜コラーゲン不全が UAP の本体だとわかってしまった。sentence title が効いてくる。堂々と現在形で「真実」だと強調する。

　今度は，そのコラーゲン不全が遺伝性だとわかってしまったら，

「Is pseudoaneurysm hereditary disease？：A genetic proof」
「Pseudoaneurysma：by chance or destined？」
　この論文は，間違いなく Lancet に載るだろう。疑問文タイトルとは，このような一生に一度経験できるかどうかの貴重な症例のためのものである。思い切り「定石破り」をして，読者の目を釘づけにする。

2. 産婦人科雑誌でない，別の範疇の雑誌を狙った場合

　ここまでは，UAP を理解している読者対象の雑誌投稿を想定して，そのタイトルを論じてきた。この例では，general obstetrics and gynecology である。ただし，別範疇の雑誌へ投稿するならば，当該雑誌の Target 読者に応じたタイトルを選択すべきだ。

　例えば，超音波の雑誌ならば，

「Swirling blood flow within a pelvic mass：uterine artery pseudoaneurysm」
と超音波所見を前にする。

　Lancet ならば，

「Rare but life-threatening complication of cesarean section：pseudoaneurysm」
読者の多くは内科医。だから，帝王切開後に何かが起こるんだな，で十分。

　General Surgery ならば，

「Unrecognized surgical complication：pseudoaneurysm after cesarean section」

6. タイトル再考　93

外科医が読むのだから術後合併症を前に出す。

放射線科（画像）ならば，

「Anechoic pelvic mass, color Doppler, and then pseudoaneurysm after cesarean section」

と，画像所見を前に出す。

いずれもこれがベストとはいわないが，雑誌に応じてタイトルは変化させる。

「症例報告」と入れるべきかどうか？

どちらでもいい。二つの考え方がある。
- 原著と区別がつかなくなるので，必ず「症例報告」と入れてくれ
- 1文字でも短くしたいから入れなくてもいい

という二つの考え方。

Journal of Medical Case Reports（JMCR）では前者。JMCR の目次には延々と副題に A Case report が続いている。

私は後者。

「産褥時骨盤内腫瘤を契機に診断された子宮動脈仮性動脈瘤」

「産褥時骨盤内腫瘤を契機に診断された子宮動脈仮性動脈瘤：症例報告」

どちらも合格と書いた。このうちの前者，

「産褥時骨盤内腫瘤を契機に診断された子宮動脈仮性動脈瘤」

のタイトルをみて「原著論文」と判断する読者はいない。誰がどうみてもケースレポートだから，あえて副題に「症例報告」と入れる必要はないと思う。

なお，「症例報告」を入れたい場合には，できれば「○○の1例」ではなく

て副題に「：症例報告」と入れたほうがきれいだと思う。英文では A case of で始まるタイトルは嫌われるから要注意だ。Case は「論文範疇」を示す言葉であり，「重要語」ではないので A case of で始まるタイトルは×。重要語を頭に据える（原則 5）に違反している。

　「症例報告」をはずしたい場合には「タイトルをみただけ」で，原著なのか，ケースレポートなのかがはっきりわかるようなタイトルにする。さもないと，「原著」なのか「ケースレポート」なのかがわからないタイトルをわざと採用してある，と痛くもない腹を探られる可能性がある。全くもって痛くない「腹」である。ケースレポートの重要性は原著のそれにひけをとらないわけで，ケースレポートを原著もどきのタイトルにする必要性自体がない。

よいタイトルを楽しみながら考える

　工夫が感じられないタイトルの論文を前にすると，その論文にかける著者の意気込みを疑ってしまう。ことに A case of ○○などと書いてあるものは，タイトルをみたその瞬間に，「やる気はないな」とまず大減点である。

　よい論文を書き上げて，あれこれタイトルを考えるのは至福の時だ。自分の子どもが生まれて，届け出は 1 週以内だったか，夫婦で名前を考えた

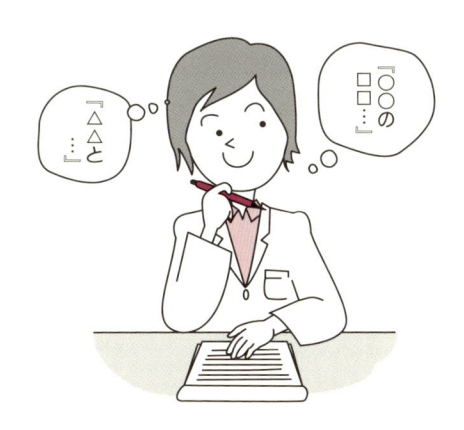

時分を思い出す。informative title で，かつその論文内容がタイトル負けしていないようなものを考えよう。

なお，英語タイトルについては，私はいつも三つくらい候補を書いて，英文校正者に選んでもらう。native からみて「なんだかなー」と感じるタイトルはやはりあるようで，native の意見に従うようにしている。native といっても，英米で育ったインテリというだけではだめで，native の Medical English 専門家という意味である。

———————— まとめ ————————

1. よいタイトルとは，タイトルだけで論文内容がわかり（名は体を表す），できるだけ短く，名詞で終了するもの。文章タイトルや疑問文タイトルはできるだけ避ける。副題は効果的ならば使用してもよい。
2. 「当該疾患」あるいは「当該症候」を先に出す。
   「骨盤内マスを示した子宮動脈仮性動脈瘤」
   「産褥時骨盤内マスを契機に診断された子宮動脈仮性動脈瘤」
   「子宮動脈仮性動脈瘤：産褥時骨盤内マスが診断の契機」
   「Uterine artery pseudoaneurysm initially manifesting as a large intrapelvic mass」
   「Intrapelvic mass as the initial manifestation of uterine artery pseudoaneurysm」
3. 真に画期的発見ならば，文章タイトル，疑問文タイトル，ひねったタイトルでも OK。
4. 雑誌・読者に応じたタイトルを工夫する。当該雑誌読者の興味を引く単語をタイトルの最初に配置する。
5. 「症例報告」のことばは入れても入れなくてもよい。ただし，A case of で始まるタイトルは避ける。

7. Introduction はミニ 3 段論法

　書き方が一番難しいのは Introduction である。作家の吉村昭は，作品は出だしの第 1 行で決まる旨を述べている。「まずい出だし」で書き始めてしまったために，書き進んだ作品を 2 回燃やして捨ててしまったエピソードを吉村氏はその作品中で告白している。多くの文筆家も同じような見解のようだ。

　ケースレポートにもこのことは当てはまる。Introduction に，すなわち「頭」に，まずいもの，いい加減なものを据えると，Discussion を書く段階でその付けを払わされる。いずれにしても頭に妙なものを据えると時間の空費になることが多い。本章では，まずケースレポートに限らぬ「論文一般における Introduction の原則」をおさらいし，次にケースレポートに特化した注意点を述べていく。

　これは論文全般についていえることだが，以下は Introduction では鉄則である。それは「"何を書くか"完全に腹が決まるまで書き出さない」こと。「書きながら考える」スタイルを好む writer もいるとは思うが，Introduction 記述に際しては，以下の known, unknown, problem について「今回はこれでいく！」と腹を決めてから書き出す。さもないと，論点がぼける。単純明快に書くのがコツだ。といっても，ちょっとしたコツがたくさんあるので，今からそれを述べる。

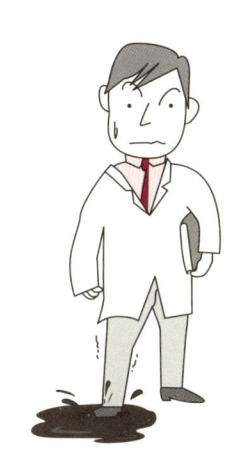

❤ Introduction は 3 段論法プラス α（原著の場合）

前書において，原著論文の Introduction は，「3 段論法プラス α」で書いてくれ，と詳しく説明した。

おさらいする。

> - どこまでがわかっていて（known）
> - どこがわかっていないか（unknown）
> - わかっていないこと全部に対して今回解答を与えるのは不可能だから，そのわかっていないうちのどこを解明したのか（problem＝hypothesis＝question）
> - プラス α＝隠し味（松原命名）とは，アプローチの方法。動物なのか，人なのか。人なら RCT か case control か，など

- known, unknown, problem, で「3 段論法」（松原命名）とニックネームを付けた。もちろん，ギリシャ哲学の 3 段論法とは意味が違う。

そしてここが肝心だが，

- 「problem＝question に対する answer は Introduction では書かない」が決まりだった。

基本的には Introduction は三つの paragraph から構成させ，そこへ，順番に known, unknown, problem と据える。そして，problem の最後の文章，つまり Introduction の最終文では，アプローチを一言だけ追加しておく。

例えば，1) We investigated this issue using human cell culture. とか，2) The present case-control study was an effort to determine this issue. とか，3) To answer this question, we here used newly established electron-microscopic histochemistry. などのようにアプローチ方法で Introduction を終える。

表7　原著の Introduction structure

第1パラ	known
第2パラ	unknown
第3パラ	problem＝hypothesis＝question　最後にアプローチ answer はここでは書かない。 answer を書くのは，Discussion の第1段，第2段，第3段，および最終段のそれぞれ第1文で。

　なお，1)と2)は「最終文がアプローチ方法を含んでおり」，一方3)は「アプローチ方法だけを述べる文章を配置して」Introduction を終えている。どちらでもいいが，Introduction 全体が短いならば1)2)タイプのほうがすっきりするだろう。いずれにせよ，下線がプラスαの approach で，さらっと一言述べるだけで，ごちゃごちゃ書かない。Approach の詳細はもちろん Method で述べるわけだ。

　まとめを**表7**に示す。

▼ケースレポート Introduction はミニ3段論法。アプローチは不要。Answer は書かれてしまう

ケースレポートでも基本は3段論法である。

例えば，子宮動脈仮性動脈瘤（UAP）は，

> 1) 帝王切開後に，
> 2) 産褥出血を示し，
> 3) 子宮内 anechoic mass を認め，
> 4) color Doppler では swirling blood flow を認め，
> 5) 動脈塞栓術が有効な，

そのような疾患である。

今回の症例は 2)産褥出血ではなくて，骨盤内マスを示した点が新規であり（第 1 発見），さらに発見が一つでは論文が書きにくいので，4)の color Doppler がこのような UAP においてもやはり診断に重要だ（なんちゃって新規＝第 2 発見），という論文を書きたい。

今回の模範 Introduction は，

> Introduction
> 帝王切開率が上昇し，帝王切開後合併症を診療する機会が増加した。合併症のうち，子宮動脈仮性動脈瘤（uterine artery pseudoaneurysm：UAP）は帝王切開後の産褥期に性器出血を示す。診断には color Doppler が有用である。今回，産褥出血は示さず，骨盤内マスを示し，color Doppler が診断上有用であった UAP 例を経験した。

3 段論法に思いを馳せながら，頭の中で考えている過程を示すと，
- known：UAP では産褥出血を示すことがわかっている。また color Doppler が診断に有用であることもわかっている。
- unknown：産褥出血を示さない UAP は存在するかどうか。またそのような UAP が存在するとして，color Doppler はやはり診断に有用かどうか。この 2 点についてはまだわかっていない。
- problem＝hypothesis＝question：産褥出血ではなく骨盤内マスを示す例があるか？　そのような例でも color Doppler が診断に有用だろうか？

頭の中では，このようなきれいな 3 段（known, unknown, problem＝hypothesis＝question）を組んでいるわけだ。ただ，ケースレポートには原

著基本形と形の上で少し異なる点がある。

ケースレポート Introduction が原著のそれと異なる点

少し異なる点が三つある。

1. unknown＝problem になってしまっている。見かけ上「きれいな3段」になっていない。

- unknown：産褥出血を示さない UAP は存在するかどうか。またそのような UAP が存在するとして，color Doppler はやはり診断に有用かどうか。
- problem＝hypothesis＝question：産褥出血ではなく骨盤内マスを示す例があるか？　そのような例でも color Doppler が診断に有用だろうか？

このように，unknown と problem は全く同一だ。

これは当たり前で，ケースレポートでは，unknown の段階で今回課題が相当絞り込まれてきてしまっている。「そのような UAP はあるか？ Doppler は有用か？」の unknown に対して，「そんな UAP もありますよ。Doppler は有用だよ」という結論が見え見えである。「そんな UAP など存在しない」ならばケースレポートにならない。だから，ケースレポートでは unknown と problem＝hypothesis＝question とは全く同一だから，その両者を繰り返さない。だから，known＋unknown だけしか現れてきておらず，一見2段の姿になっている。ただ，その心は3段だ。「原著は3段で，ケースレポートは2段」と命名すると面倒なので，「ケースレポートはミニ3段」と名づけた。

英語だと3段（2段でなく）にしても違和感がない。これならば，原著と同じくきれいな3段だ。

Uterine artery pseudoaneurysm (UAP) usually presents as postpartum hemorrhage ; however, intrapelvic mass has not been known as an initial presentation of this disorder. We here report UAP in which intrapelvic mass, and not postpartum hemorrhage, initially presented. Color Doppler proved to be useful in diagnosing this condition. (present は manifest でも OK)

のような感じである。青網かけが known, 薄色網が unknown, 濃色網が problem＝hypothesis＝question である。ここでは color Doppler は known, unknown において（複雑化するので）あえてタッチしていない。

たった5行しかないが，ケースレポートの Introduction はこれで十分だ。これでは短か過ぎだと思える例についての方策は後で示す。

2.「プラスα＝アプローチ」が書かれていない。

これも当たり前で，アプローチ方法は「ケース観察」だから。

ただ，ケースレポートだが，「電顕観察した」「特殊染色した」「DNA 解析した」「20年追跡した」のような「売り」「おまけ」があるならば，必ず，ここで述べる。

We here report UAP in which intrapelvic mass, and not postpartum hemorrhage, initially presented. Importantly, we followed 5 such cases for 20 years and clarified the natural course of this disease.

白抜き文字が「プラスα」である。20年追跡して，この病気の「自然史」を解明した，と書いてある。次回分娩でも繰り返すのだろうか？ 20年後に「脳」動脈瘤になる人が2/5いたのでは？ などの極めて重要な未解決点が明らかになったのかも，と期待を抱かせるので，この「20年追跡」は生きてくる。このような Intro ならば，査読者はいい加減に読むわけにいかない。だから，もしも「おまけ」「プラスα」があって，それが「すごい」ならば，必ず Introduction の最後に据える。

もちろん，この「α」が医学上，真に有用ならば，「プラスα」などとけち

けちせずに,「瘤の自然史はわかっていない」と,最後ではなくてunknown＝problemへ堂々と据える。その場合にはタイトルにも「20年観察」「自然史」のことばを入れて,そこらにたくさんころがっている「1例報告」ではないですよ,と強烈に主張するのがコツ。

「骨盤内マスを示した子宮動脈仮性動脈瘤」ではなくて,

「骨盤内マス形成子宮動脈仮性動脈瘤の自然史：5例20年間の経過観察」などともってくる。これならば,多分,2ランク上のjournalに受かる。

- 「骨盤内マスを示した子宮動脈仮性動脈瘤」→impact factor 1.0
- 「骨盤内マス形成子宮動脈仮性動脈瘤の自然史：5例20年間の経過観察」→impact factor 3.0

のような感じだ。

3. 解答が出てしまっている。

これもあたり前だ。「そんなことってあるか？」「はいありますよ」と明示してあるから,原著での掟「Introductionでは決してproblemへのanswerを与えない」を破ってしまってある。これを言い出したらきりがない。本当はIntroductionのもっと手前,「タイトルですでに解答を与えてある」。なぜなら,タイトルはinformative titleにしてあるはずで,「方法だけなく結果までわかってしまう」ものが据えてあるはずだから。だから,読者はIntroductionどころか, titleの段階でanswerは知ってしまっているわけだ。

しかし,何の根拠もなく唐突に「はいありますよ」では,それが本当かどうか読者はこの段階では確認できない。マスはUAPではなくて,動静脈奇形かもしれないし,血管に富んだ卵巣腫瘍かもしれない。「本当にUAPであり,それが骨盤内マスを示した」ということをCase部分で立証し（第1新規性の立証）[注],Discussion部分でその妥当性や意義を述べるわけだ

（第2新規性＝アイデア新規性＝臨床的有用性を鉄壁防御)。だから Introduction では本当の解答はまだ示されていない。一見，「Introduction で解答を出してしまう＝論文原則違反」のようだが，決してそうではない。やはり論文作成の原則通りになっている。

　論文大漁節を思い出していただきたい。「5. ケースレポートの structure」で詳しく記述した。

> - Introduction で大海を泳ぐたくさんの魚の中から良い魚（研究するに値する，論文にするに足る論題）を絞り込み，
> - Case 部分で「得た魚（マスを示す UAP）が本当に良い魚だと読者にわからせ」，
> - Discussion 部分で「その魚を売り込んで（鉄壁防御），大海へ放つ」

わけだ。

　Intro では，私は「良い魚だよ」と自己主張しているだけで，本当に「良い魚かどうか」真の結論は Case で検証され（第1新規性），Discussion で論証される段取りだ（第2新規性）。だから Introduction で「結論もどき」がでてしまってもかまわない。

Introduction で述べるべきその他の事項

　今回の例は，単純で，Introduction があまりに短い感じがするから，「帝王切開率が上昇し，帝王切開後合併症を診療する機会が増加した」を

注）論文の命は新規性だ。が，ケースレポートでは「稀さ加減」を強調する（第1新規性の強調）だけではなく，それが臨床にどう役立つか，その有用性主張が新規かどうか（第2新規性の確保）の，二つの新規性が必要だ。そして，「第1新規性＝稀有」を過度に前面へださず，「何が有用か？　何が新しいアイデアなのか？」の第2新規性こそ前面へ押し出す。このことを「4. 論文化できる症例とは？」で詳しく述べた。

文頭にもってきた。厳密にいうと産婦人科雑誌ならば，この文章は「あたり前」であり，新規情報は含んでいないので落とせる。文字制限が 1,000 字ならば落とす。ただ，「帝王切開後の合併症について，これから述べていくのだな……」と読者に対して方向づけをしているので，この 1 行くらいの遊びはあってもいい。この 1 行は厳密には "known" には入らない。

さて，known, unknown, problem が Introduction の基本だが，Introduction で触れておいたほうがいいものがあと二つある。この場合には，Introduction は少し長くなるが仕方がない。触れておいたほうがよい二つとは，
1) 用語自体になじみが薄い場合にはそれを簡単に解説しておく。
2) 最近，大きな RCT などが出て，大トピックになっているならば，それを述べておく。その RCT の確からしさに応じて known に据えるか，それとも unknown に据えるかを考える。

2)は議論の余地はないだろう。1)については議論があり，「タイトルの言葉などを Introduction で解説する必要はない。なぜならば，その言葉自体を知らない読者がその論文を読むわけがない」から，という理屈。私は，この意見には反対である。

「骨盤内マスを示した子宮動脈仮性動脈瘤」。これならば，"骨盤内マス" とか "子宮動脈仮性動脈瘤" を Introduction で説明する必要はないだろう。だが，
「ステンドグラスパターンの骨盤内マスを示した子宮動脈仮性動脈瘤」
日本語だとしっくりこないが，
Unusual manifestation of uterine artery pseudoaneurysm：a large intrapelvic mass <u>with stained-glass appearance</u>

7. Introduction はミニ 3 段論法　　105

ときたらどうだろう。話が細かいが，stained-glass appearance は卵巣の特殊な腫瘍（mucinous cystoadenoma または mucinous cytoadenocarcinoma）の形態学的特徴を示すニックネーム。産婦人科医ならば知っているとは思うが，"骨盤内マス"ほど有名な term ではないし，「mucinous cystoadenoma だと思ったら，おっとどっこい UAP だったんだ」というわけで，stained-glass pattern（appearance）は重要な意味合いを持つ。

このような場合，つまり，
- 「それほどなじみはない」が
- 「文脈上で重要な」，そのようなことば

これはきちんと Introduction で解説しておく。それらは Discussion で述べよ，と書いてある成書もあるが，私は反対だ。Stained-glass pattern がわからないままで（しかし UAP については是非知りたい），Introduction，次に Case と読み進むのを強いられる読者の苦痛を考えるべきだ。

Introduction の開始部分（頭）を広げすぎない

「帝王切開率が上昇し，帝王切開後合併症を診療する機会が増加した」で本論文は開始した。これは字数規定が厳しい雑誌なら省いてもいい，と述べた。

では，以下のような文章で Introduction を開始したらどうだろう？

「最近，結婚妊娠年齢が上昇してきた（この後に，10年前は何歳で今は何歳など具体的データが書いてあり文献まで引用）。妊娠年齢の上昇に伴い，産科疾患や内科疾患を合併する妊婦が増加した（この後に糖尿病は何％で高血圧は何％などと記載）。高年妊婦においては帝王切開分娩の頻度が高まる（この後で，30歳，35歳，40歳における帝王切開率を記載）」

全部事実だが，おかしい。これでは「間口を広げ過ぎ」だ。"誰でも知っているような記述（common knowledge）で論文を開始するな"（松原命名）の原則。これに違反している。始めは common knowledge の替わりに

"Everybody's Favorite City" San Francisco をもじって「"everybody's known fact" で論文を開始するな」と医局員には教えてきた。が，"everybody's known fact" という英語は存在せぬようなので，今回は使用を差し控える。

　産婦人科雑誌において，もしもこのような Introduction が書いてあると，査読者は怒り出す。読者も怒り出すだろう。読者は教科書を読みたいのでなく，わざわざ PubMed などで "UAP" と引いて，UAP が知りたくてこの論文にたどりついた。中に何が書いてあるか一刻も早く知りたい。その論文開口一番において，結婚年齢上昇，合併症上昇，帝王切開率上昇，と書いてあったら，時間が無駄だと感じる。わざわざ UAP の論文を読みたいと思って論文をみてくれている読者に対して失礼だ。

　「帝王切開率が上昇し，帝王切開後合併症を診療する機会が増加した」この1行くらいの"遊び"は許してもらえるだろうが，"common knowledge" で論文を開始すれば known, unknown, problem がぼやけるだけだ。避けるべきである。

　この手の間違えは非常に多い。おそらく「一見きれいな」先行論文をそのままパクったのだろう。私の査読論文のおおよそ 1/4 において，この手のミスがみつかる。known, unknown, problem など全然意識せずに書けば多分，このような common knowledge が延々と続く論文ができてしまう。論文は短くする。余計な部分は全部落とす。

　「結婚年齢が高くなった」，で始めるならば，その論文は「ダウン症増加」「生活習慣病と妊娠」「人口構成の変化」などを論じたものであるべきで，すくなくとも UAP の枕言葉にはなり得ない。

▶ 投稿雑誌に応じて known の間口は変化させる（図7）

　"common knowledge で論文を開始するな" の原則をしつこく述べた。では, common knowledge をどのように見切ったらいいだろう？　今から

症例は：
帝王切開後の
合併症で
骨盤マスを示し
エコー所見が特徴的

動脈中膜欠損がね。
・解剖学 雑誌
・病理学

術後合併症で訴訟がね。
・医療社会学雑誌

遺伝子異常がね。
・生化学 雑誌
・細胞生物学

結婚年齢が上がってね。
2　総合内科雑誌　Lancet

帝王切開合併症がね。
1　産婦人科雑誌

color Doppler 所見がね。
3　超音波雑誌

術後合併症がね。
4　外科雑誌

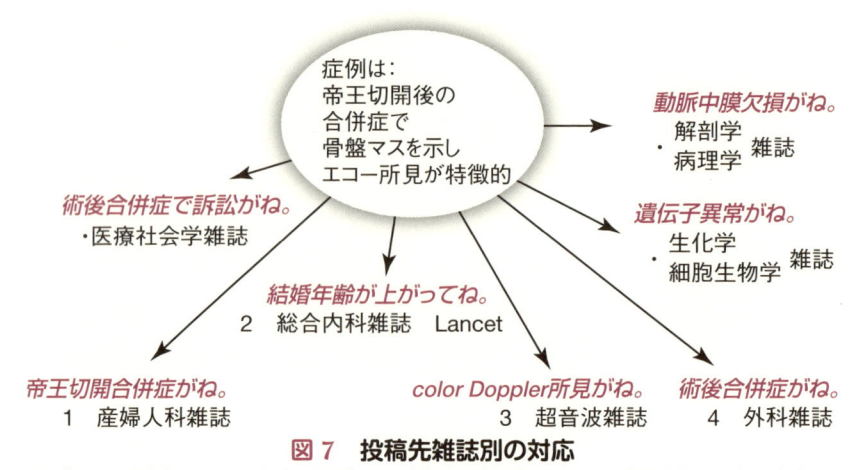

図 7　投稿先雑誌別の対応
経験した症例は同一だが，投稿する雑誌の範疇に応じて「頭」「間口」は変化させる。

四つの別範疇雑誌に応じた「間口」「頭」「3 段」を考えていこう。

1．産婦人科雑誌（読者層が極端に広くない一般医学雑誌も）
　　今回の頭文で OK だ。
　「帝王切開率が上昇し，帝王切開後合併症を診療する機会が増加した」
　　この書き出しは無難であり，医学一般雑誌でも産婦人科雑誌でも，あるいは看護系雑誌でも OK だ。

2．Lancet ならば
　　Lancet は医学一般雑誌（general medicine）だが，読者層が広い。Lancet ならば，先ほどはダメ出しした「結婚年齢増加」を最初に one sentence だけ持ってきてもいい。読者層が広いから，いきなり「帝王切開はね……」で論文を開始するのでなくて，「結婚年齢上昇でね，」ともってくる。「帝王切開」よりも「結婚年齢」のほうが，社会や医学にとって，「より一般的で」あり，「より間口が広い」。だから，Lancet ならば「結婚年齢」を頭に持ってきたほうが読者に親切かもしれない。つまり読者間口が広いから，その分だけ間口の広い頭文を持ってくる。

3. 超音波雑誌ならば

known：color Doppler は種々疾患での診断有効性が確認されてきており，骨盤内マス診断の有力なツールだ。

unknown：UAP は通常骨盤内マスを示さず，骨盤内マスの姿をした UAP の color Doppler 所見は知られていない。

problem：今回，骨盤内マスを示す UAP を経験した。color Doppler の特徴的所見を示す（特徴的所見はあるだろうか？　が構造上 problem）。

4. 一般外科雑誌ならば

known：術後合併症として，pseudoaneurysm がクローズアップされてきた。通常，本症では管腔内への出血を示す。

unknown＝problem：管腔内への出血を示さず，骨盤内にマスを示した帝王切開後の pseudoaneurysm を経験した。

四つの雑誌へ投稿した場合の頭文の比較（図7）

- Obstetrics and Gynecology「帝王切開率が上昇し，帝王切開後合併症を診療する機会が増加した」
- Lancet「近年結婚年齢が上昇し，種々の医学的問題を引き起こしている」
- Journal of Clinical Ultrasound「color Doppler は種々疾患での診断有効性が確認されてきており，骨盤内マス診断の有力なツールだ」
- Annals of Surgery「術後合併症として，pseudoaneurysm がクローズアップされてきた。通常，本症では管腔内への出血を示す」

このように間口を変化させる。間口（known）が変われば，当然，それに続く unknown，problem も変化する。しつこいが，

- 帝王切開はね
- 結婚年齢が上昇してね
- color Doppler はね
- 術後合併症でね

と，全部違っていることに注意していただきたい。

時間があれば以下で練習してみよう。頭文全部を考えるのは面倒だから「○○はね，」だけでも考えてみてほしい。

問題：Introduction の頭文を考えてみよ
1) 医療安全関係雑誌（見逃されたら裁判沙汰だ，の観点）
2) 僻地医学（僻地でも帝王切開は多くなっている。エコーくらいは帝王切開後に全例チェックする必要があるだろう，との主旨）
3) 基礎医学—形態学（この症例ではあてはまらないが），中膜欠損発見
4) 基礎医学—生化学（この症例ではあてはまらないが），遺伝子異常発見

解答 どのような頭文で Introduction を開始するかというと（図 7），
1) 「術後合併症は医療訴訟の第 2 位を占め，ことに産科疾患での訴訟が多い」
2) 「僻地では，帝王切開は小規模産婦人科医クリニックで行われるチャンスが多く，術後合併症に対しても単独で対応せざるを得ない」
3) 「動脈壁強度は中膜構造に依存する。今回……以下，中膜構造異常が UAP を引き起こした例を示す」などと持ってくる。
4) 「種々の遺伝子異常が動脈結合組織の脆弱性をもたらす。今回……以下，UAP において動脈結合組織形成をコードする遺伝子異常がみつかった」という意味合いを，ミニ 3 段で書いていく。

順番に，
「術後合併症が医療訴訟では多くてね」
「僻地では術後合併症にも単独対応が必要でね」
「動脈中膜がね」
「遺伝子異常で結合組織病がね」

と，全部変化させる必要がある。

　このように，雑誌が求めているものは？　読者が求めているものは？　それを可能な限り短く簡明に書くには？　と，頭を働かせて考えてみる。そうすれば，おのずと Introduction は決まる。「ミニ 3 段」の理屈は簡単だが，「きれいな」「間口にぴたりと合致した」ものを書くには，そのケースだけでなく，当該分野全体をみる眼力が必要だ。ケースレポートを書きながら，その眼力をつけていこう。ケースレポートは書き方の勝負，アイデアの勝負，そして眼力勝負。

--- **まとめ** ---

1. 原著の Introduction は 3 段論法＋アプローチ
   known, unknown, problem（hypothesis, question）＋approach
2. ケースレポートの Introduction もやはり 3 段論法。ただし，
3. ケースレポートの Introduction が原著のそれと異なる点は，
   1) unknown＝problem になっている。一見 2 段だ
   2) アプローチは不要
   3) answer が書かれてしまう
4. 対象とする事象を示す用語になじみが薄いならば Introduction で述べる。
5. "common knowledge" を known に据えない。
6. 投稿雑誌に応じて known の間口は変化させる。known に応じて雑誌ごとに unknown＝problem も変化させる。

＊＊＊

エッセイ　私の家庭教師

　幼い頃，家庭教師にきてもらうことが夢だった。最近，といっても15年前からだが，夢を実現させた。Nativeに大学へきてもらい，週1回，夕方1時間，英会話のおしゃべり相手になってもらっている。雑事を忘れられる贅沢な時間だ。

　最初はアメリカ人男性で，英国のsinger song writerと同姓同名のElton Johnだった。Englishを専攻していた。その後，African-Americanでは最高峰の一つである米国Howard大学院へ行った。次はCambridge大学卒のFilipinoで，Harvard大学院へ行ってしまった。それがつい最近，7時のNHKニュースで紹介されているのを偶然みた。medical tourismの会社を起こし嘱望されているらしい。彼とは医療制度について随分と話した。彼の起業と関係したかもしれない。当時は自転車だったのが，青白マークの独セダンになっていた。現在の家庭教師はオーストラリア人女性で，少数民族の言語を音声学的に解析するのが専門だ。

　皆インテリだった。興味の対象と知識の幅が広い。歴史，文学，音楽，医学，政治経済，PC，何でもござれである。話が尽きない。皆30〜40歳の「油の乗った」時期だったにせよ，私の半分しか人生経験のない彼らが私を凌駕する知識を持ち，自分のことばで話していた。

　英語だと，日本語でよりも率直に話せることに気づいた。当方の英語がつたないにせよ，いや，つたないからこそかもしれない，考えをストレートに表現できる。おそらく，自然にconclusion firstになっているのだろう。「私は

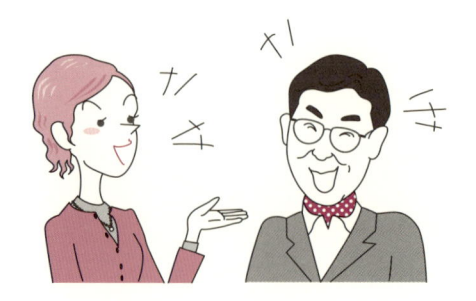

別の考えを持っている」と，まず言ってしまわないことには，わけがわからなくなる。

　彼らは私を深く理解してくれたはずだ。短い時間だが，4〜5年間も本音で，everythingを語り合った。家庭教師にとっては相手の職業・地位は関係ない。人間としての私を理解してくれていた。彼らが教養人であり，英語という言語で語り合えたので，深い話ができたように思う。天気や職場の話だけでは，深くはわかり合えなかっただろう。時にはそれも潤滑油にはなるだろうが。

　何にでも興味を持つ若々しい心を持ち続けていたいと思う。大学生の頃，夜を徹して語り合った。「夜を徹して」はもう無理だが，言語は何語でも構わないから，幅広い教養を持った話題豊富な人でありたいと思う。結局英会話は上達していないが，私の家庭教師からはそれ以上を得た。

8. Case 部分の書き方

　Case 本体部分の書き方について学んでいこう。原著論文の Materials and Methods と Results に相当する部分であり，Introduction や Discussion に比べれば，ずっと書きやすい。書きやすいが，大事なコツがある。

▼再現性（reproducibility）はケース部分には要求されない。論文の意味づけにおいては要求されるが

　前書では「Materials and Methods を書くための 17 のポイント」を解説した。その 1 番目は「結果の再現性（reproducibility）が科学の核心なので，他研究者が実験を再現できるようにできるだけ詳しく書くこと」と書いた。これはケースレポートには当てはまらない。

　「Case 部分」以外については原著もケースレポートも書き方に共通点が多い。が，Case 部分だけは原著の「Materials and Methods および Results」の書き方とは決定的に違う。何が違うか？　ケース部分には再現性（reproducibility）は要求されない。「症例」はその患者だけで，唯一無二だ。同じような年格好の患者に同じような診療をしても，経過は異なる。だから Case 部分の再現性（reproducibility）は要求されない。というか，再現性は「存在しない」。症例経過の解釈に新規性があれば論文になるわけだが，その解釈は独善的であってはならない。だから，「アイデア新規性（第 2 新規性）」「臨床的有用性」には「再現性」が求められる。「再現性」でしっくりこないならば「普遍性」と置き換えて表現してもいい。もっとわかりやすく，この症例に即して書くと，

> - 帝王切開で，切開創が延長した人全員が骨盤内マス形成動脈瘤を示すわけではない。だから，経過には再現性はないのだが，
> - 「骨盤内マスを示すことがあるから気をつけよう」「color Dopplerが診断に有用だ」(二つわかった点)という，この症例から得られる「臨床的有用性」「アイデア新規性」は，万人に納得できるものでなければならない。その意味で"再現性あり""普遍性あり"でなければならない。

そういう意味だ。

さらに別の表現をする。論文大漁節を思い出してほしい(5. ケースレポートのstructure)。論文はgeneral→specificと症例を絞り込み，つまり医学という大海から症例という魚を得て，今度は，その症例から得られた「アイデア」をspecific→generalへと，医学の大海へ戻してやる。「魚」は1匹しかいない。魚には「再現性」はない。が，general meaning(何が有用か？何が新規アイデアか？)には当然，「再現性」「普遍性」が求められる。その「再現性」「普遍性」が大きければ大きいほど，そのケースレポートのsignificance(意義)は大きく，impact factorのより高い雑誌に受かる可能性が高まる，というわけだ。

だから，ケース部分には，「余計なことをごちゃごちゃ書かない」のがコツ。話はこれだけだが，今少し，実例を示しながら考えていこう。

よくみるまずい例

以下にまずい書き方の典型例を示す。日本語添削はしなくていいとして，どこがおかしいだろうか？ (A)〜(K)のすべてがおかしい。なぜおか

しいのか，考えながら，楽しみながらクイズのつもりで読んでみてほしい。ヒントは「文脈と関係ないこと」「どうでもいいようなこと」が述べられていないかどうか？　その観点からチェックしてみてほしい。

Case

　31歳の今回初産後の産褥婦。(A)家族歴として母に高血圧症。既往歴としては4歳から気管支ぜんそくがあるが20歳を最後に喘息発作はない。薬物アレルギー歴はない。(B)近医開業医において，骨盤位のために予定的帝王切開が行われた。その産褥7日目に，骨盤内マスが発見された。マスの精査目的に転送されてきた。

　(C)前医のカルテ記載によれば，帝王切開時に子宮切開部が左側方へ延長してしまい，術中に出血し，(D)トータル出血量は900 mLであった。(E)出血部はバイクリル1号でZ縫合し，止血した。(F)輸血は行わなかった。(G)術後には発熱，腹痛，悪露増加，などを認めていない。(H)この病院では帝王切開後褥婦全員に対してルーチンに産褥7日目に退院前定期診察を行っており，その際にエコーで子宮の大きさ，子宮内容，血腫有無を観察している。エコー検査で骨盤左側にanechoic mass(I)(50×45 mm)を認めた。マスの確定診断目的で当院へ(J)救急車搬送されてきた。

　身長・体重・血圧・脈拍・血算をここへ記載。(K)さらに，動脈瘤をきたす可能性のある疾患，例えばEhlers-Danlos症候群を否定するデータを記載。卵巣腫瘍マーカーの値を記載。子宮体部細胞診の結果記載，などなど。以下は長いので省略。

▼ 余計なことをCase部分に書かない

　この手のCase部記載は非常に多い。これが普通なくらいだ。が，(A)から(K)までが全部余計だ。なぜ余計か？　「それらが今回のストーリーと関係がないから」。この一言につきる。間違ってほしくないので再度書くが，(A)～(K)はほかのケースレポートにおいても不要だ，といっているわけ

```
A  家族歴
   既往歴
    今回疾患と関係ない ×
    ことは書かない

B  近医        ×
    近所でないとダメなのか？

C  カルテ記載によれば ×
    ドクターの申し送りでは
    だめなのか？

D, E, F  出血量  輸血  バイクリル
                          ×
          One patternで書かない！

G  産褥経過         ×
    全部書いても無意味

H  病院のシステム
×  細かいことはどうでもいい！

I  マスの性状
×  この後で詳細にでてくる！

J  救急車
×  自家用車とどこが違う？

K  鑑別診断に
×  必要なデータ多数
    「症例検討会資料」に
    してはいけない
```

Key Messageは：
帝王切開後に
骨盤マスを示し
エコー所見が特徴的

帝王切開で切れてしまい
マスが発見され
エコーが特徴的で
UAPと診断でき
動脈塞栓で治った。
Case部分に書くのは
これで十分

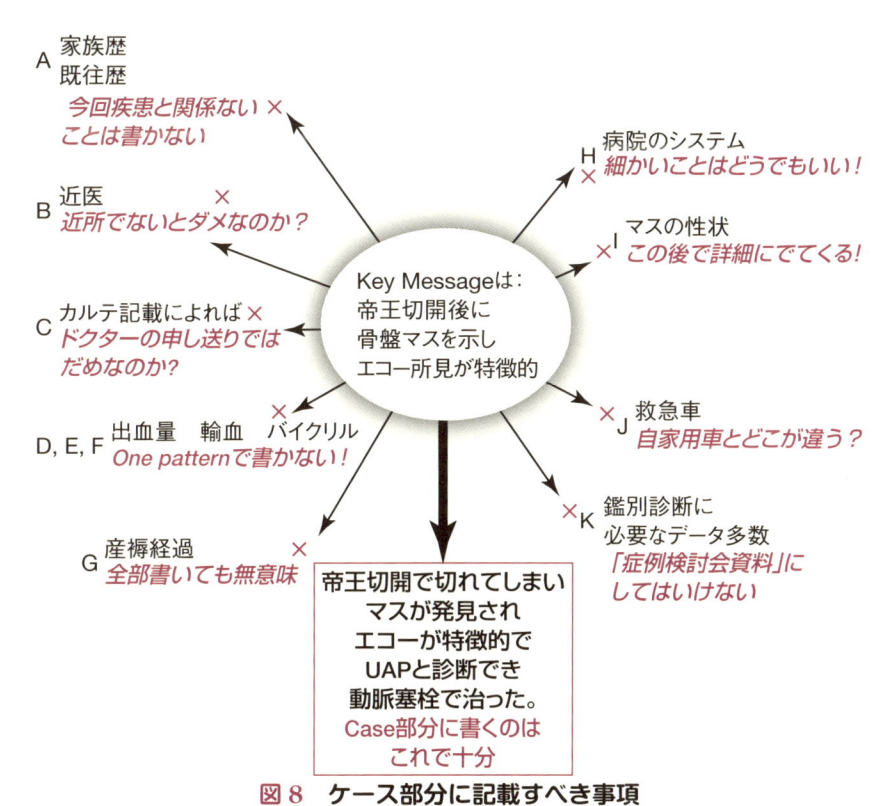

図 8　ケース部分に記載すべき事項

ケース部分には「今回ストーリーと関係することだけ」を記載する。太矢印がそれ。
×は，今回は記載しなくてもよい事項。ケースレポート全般でこれら事項を「落とす」わけではない。本文参照。

ではない。「帝王切開後にマスが見つかって，あれれ UAP だったね，気をつけようよ」というのが今回論文の主旨・文脈だった。それに関係ないことは全部落とす。そういっているだけだ。

なぜ"余計"か？（図 8）

　(A)〜(K)が本症例の"文脈"からみてなぜ余計か？　というと，

（A）母高血圧：今回本人が血圧 220/140 になってしまい，それで瘤が破裂した，というストーリーならば，母の血圧情報は必要かもしれない．喘息とアレルギーは両方とも不要だ．今回プロスタグランジンを使ってしまい，喘息発作が起こり，いきみで瘤が破裂したというストーリーならばぜひ必要だ．

（B）しばしば目にする無用語だ．"近くの開業医""近くの産科診療所"，などと書く必要がない．"遠くの2次医療施設"，と書いた場合とで何が異なるのか？　無用語である．一方，これが"島嶼診療所"であって，この後"僻地医療における産科診療困難性"を論じているならば，"島嶼診療所"のことばはぜひとも必要だ．よく似た例で，「診療担当科」や「入院した科」が記載されていることがある．「ICU入院」くらいは書いてもいいだろうが，「消化器内科へ転科」などと，その病院での特殊な「縄張り」などは書く必要がない．ついでに述べるが，看護系発表などで「○○病院東A病棟での入院患者意識調査」などのタイトル論文を目にする．「東A病棟」をタイトルに据えたら奇異だろう．にくまれ口はこのくらいにして，話を元に戻す．

（C）無用語である．カルテ記載なのか，ドクターの話なのかは無関係．一方，この後で医療訴訟になってしまって，記載信憑性へと論点が展開されていくならばぜひ必要だ．

（D）（E）（F）総出血量，輸血，バイクリル，書いてもいいが私なら書かない．（D）（E）（F）はいずれも正常だ．もしもこれが「異常値」，例えば 5,000 mL で輸血 20 単位，絹糸あるいはカットグット，ならば当然記載する．

（G）産後にみるべきポイントはほかにも色々ある．「正常産褥経過」で十分だ．仮性動脈瘤は少量の産後出血を繰り返す例が多いので，「産後出血は認めなかった」とか「悪露は正常だった」などは記載し

ておいてもよい。
（H）前の病院のシステムなどは不要である。一方，それが非常に特殊なシステムであり，そのことが今回事象と深く関与していたならば書くべきだ。前の病院ではなく，当病院の特殊性であって，それが今回「大手柄」でも「大失敗」でも，もちろん記載する。
（I）当院での検査で腫瘤の大きさは「49×48 mm」とこの後で書いてある。前医で「50×45」と記述して何の意味があるのか？　もしも50×45ではなくて20×20とか80×80ならば，書く意味はある。前者ならば"急速増大"を，後者ならば"一部破裂して縮小"を示唆するのでぜひ記載しておきたい。
（J）よく目にする記載だ。"救急車"と書いた場合と"家人運転の自家用車"と書いた場合とで文脈に差異があるか？　もしも自家用車での搬送途中に瘤が破裂してしまい，死亡してしまった。救急車ならばよかったのに。そういうストーリーならばぜひ必要だが。
（K）最も頻繁に目にする間違い。本疾患に関係のないデータ（negative data），本疾患を鑑別診断するためのデータをずらずら書かないこと。もしも書きたいならば"○○（ここに鑑別したい疾患のくくりが入る：血管奇形）を示唆する検査データは認めなかった"で十分である。査読者が何かいってきたら書けばいいだけだ。ただ，UAPと非常に間違えやすい有名な疾患があり（例えば先天性動静脈瘻），その両者では治療法が異なる場合などで，文脈上その鑑別診断を明示しておきたい場合には，negative data を記載しておく。negative data を書く場合にも，それが何を意味するか万人にわかる場合以外は，その negative data が何を否定する data なのか，読者が容易にわかるように書いておく。例えば，「early venous filling（先天性動静脈瘻の特徴）は認めなかった」，などのように書く。negative data をずらずら並べて，「このデータの意味づけは読者が考え

てくださいよ。そのくらいの力量はあるでしょう」のような書き方が一番まずい。

　何を書き，何を落とすか，の選択は非常に簡単だ。文脈形成，新規発見事項紹介。それらを示すのに必要ならば書き，不要ならば落とす。それだけだ。だから(A)〜(K)は，別の文脈の論文ならば必ず書かねばならぬ場合もあるのだが，今回の論文主旨からは不要，というわけだ。

　「論文書き方」の表面的コツは開示できるが，実はここらが一番難しい。論文全体の意図が「腹の底から」わかっていないと，何を残し何を切るかが判断できない。今回症例の新規性(第1新規性と第2新規性の両者)，そのことが医学世界に何を語りかけ，何が真のsignificanceなのか，そこがわかっていないと良い「Case部分」すら書けないことが理解していただけたと思う。

　つまるところ，「どんなに上手に書いても，自分がわかっていること以上を伝達することは不可能」だ。ここらは，「書き方のコツ」matterではなく，「人間の表現」そのものmatterだ。話が複雑化するので，これ以上は深入りしない。

▼稀にみる間違った査読者意見

　査読者の意見は多くの場合正しく，自分の思い込みを正してくれる。ただ，稀に残念な査読を受けることもある。「これこれのデータは○○との鑑別に重要だから，教育的な観点から挿入していただきたい」などの査読所見だ。ケースレポートは短く書くべき。どこが新規でどこが臨床的に有用かを"一瞬芸"で示すべき。査読者と当方とで，「このケースが医学世界で何を示すか」の「大局観」が異なる場合に，このようなことが起こる。後半で，

「査読への対応」についてまた詳しく述べるが，このような「大局観」においてぶつかり合いが生じた場合は対処がなかなか難しい。

ケースレポートにおいて，"UAPとはどんな病気なのかを，このケースレポートで勉強しよう"とか"UAPの鑑別診断を重要順に5個暗記しよう"などの目的でケースレポートを読む読者はいない。ケースレポートにおいて，結果として教育的意味合いを含蓄しているレポートが仕上がることは大変好ましい。が，周辺事項をも学ぶための"教育的"事項を"はなから"記載する必要はない。

ケースレポートにおけるCase部分の書き方のコツ

- 文脈構成上重要な事項は全部書く
- 文脈構成と無関係な（後段の伏線にならないような）データは全部落とす。査読者が何かいってきたら，その段階で添加すればいいだけ。

もっと簡単にいうと，
- 症例検討会の資料をそのままCaseとして使わないでほしい。
- New England Journal of MedicineのCase Record of Massachusetts General Hospitalのようなものを書かないでほしい[注]。
この点のみ。

注）皆さんもMGH Case Recordを読んだことがあると思う。よいコーナーだ。が，これの目的は「症例の経過を過不足なく述べて，鑑別診断を考え，診療法を議論するための一助に供する」であり, case reportではない。よくみてほしい。Case Record（Reportではない）と書いてある。要するによくできた症例検討会資料，鑑別診断クイズである。ケースレポートのCase部分に「鑑別診断を否定するためのデータ」を全部書かれたら論文は成立しない。というわけで，MGH Case Recordを悪くいっているわけではないので，誤解しないでほしい。

❤ よい書き方の模範

（A）～（K）を改変して書いてみよう。

31歳。家族歴や既往歴に特記事項はない。帝王切開分娩の産褥7日目（今回が初回妊娠・初回分娩）に，骨盤内マスが発見されて他院から転送されてきた。今回，骨盤位のために予定的帝王切開が行われたが，手術時に子宮切開部が左側方へ延長し，術中に強出血した。出血部は結紮止血した。術後経過は順調だったが，産褥7日目の退院前定期診察で，骨盤左側に anechoic mass を認めた。マスの確定診断目的で当院へ転送されてきた。

身長・体重・血圧・脈拍・血算をここへ記載。

以下は省略。

結局，「1．ケースレポート事始め」に書いたものと一字一句同じになってしまった。

❤ よいものは常に短い　悪いものは常に長い

悪い見本 468 文字，模範 212 文字。212/468＝0.45

半分以下で書くことができた。模範の Case 部分は，一見，何の変哲もないようにみえるかもしれないが，（A）～（H）を入れるべきか，入れないでおくべきか，迷いに迷って記述してある。このくらいあっさりしたもので十分である。査読者は「何が新規か」に一点集中して攻めてくる。それに対して鉄壁防御して（答えて）あればそれで十分である。よいものは常に短い。同じ内容が表現できているならば，短ければ短いだけよい。

ここは肝心なので卑近例で再度述べる。告白タイム，勝負の時だ。「愛している」ならばそれ1本で攻める。短く「愛している」ひとことだけ。「愛している」に付帯する事項，例えば，「こんな気持ははじめてだ（既往歴）」「いつから愛するようになった（現病歴）」「友情だと思っていたが，実は愛だった（鑑別診断）」など，ごちゃごちゃ述べていたら，肝心要（かなめ）の「愛し

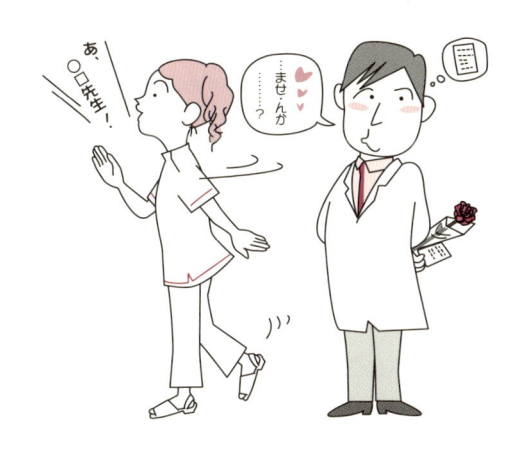

ている」が薄まってしまう．ここ一番の勝負なのだから，短く，肝心なことだけ述べる．

症例「発表」にもあてはまること

　ついでに発表について短く触れる．正常値の個別データなどをスライドに載せる必要はない．スライド中の「正常値データ」など誰が気にするだろうか？　20秒の掲示時間内に「鑑別診断はこれこれだから，そこを確認しよう」などと考えてスライドを凝視する人はいない．例外はあるが，「文字数の少ないスライドからなる発表」は常に明快であり，「文字数が多いスライドからなる発表」はたいていわかりにくい．発表の内容によっては，どうしても文字数が多くなってしまう場合があるのはよく認識している．が，それを割り引いても，論文でも発表でも，「いいたいこと」が腹の底からわかっている発表者は余計なことは書かない，いわない．余剰部分を削る力があるかどうか，それこそが「実力」だ．

　ケースはアイデア勝負．発表においても，アイデア1本に絞る．ごちゃごちゃ述べれば述べるだけ，折角の「新規アイデア」が薄まる．

学会で質問するならば

　少しだけ，学会発表での「質問」について触れる．

　残念なのは，意味不明な質問をする人がいること．貴重な質問時間において，「発表者が打ち出してきたアイデア 1 本に切り込んだ質問」「がっぷり四つの質問」をしないで，「何々のデータはどうだったか教えてください」などと質問すること．せめて，「この例では UAP ではなくて，○○（例えば AVM）が疑わしいから，それが否定できるデータ，例えば△△（early venous filling）はいかがでしたか？」と聞いてくれれば，聴衆は非常にありがたい．脈絡なしに「何々はどうだったか？」などと聞かずに，質問意図を明示してほしい．「何々のデータはどうだったか」の真意が座長自身わからないならば，すかさず「先生の質問意図は何ですか？　何かの疾患の否定ですか？」などと聴衆 friendly に持っていっていただければ，実りある発表になるだろう．

　ケースレポートはアイデア勝負なのだから，「どこが新規か」に耳傾けよう．「そのアイデアは理論的におかしい」とか「そのアイデアは新規ではない」などと，アイデアそのものを批判する．「その考え方には別の応用ができる（application）」，「全く同じ考え方が脳動脈瘤でも最近示されている（generalization）」などの応援演説は非常によい．このような質問やコメントは有意義で，学会参加者全員が共有できる「宝物」である．

　間違っても，「スライドがよくみえなかったのですが，LDH の値はいくつでしたか？」などと聞かないことだ．LDH が文脈解釈上で是非必要ならば，なぜ LDH について尋ねるのか，質問意図を惜しみなく，ただし短時間で，聴衆に示すべき．例えば「この例は卵巣 LDH 産生腫瘍に類似しているのでお聞きするが，LDH は高値ではなかったか？」など．そうして聴衆と知恵を分かち合うべきだと思う．質問意図添加のために，余計な時間は 10 秒もかからない．

　学会での質問とは，質問者の好奇心を満足させるためのものではなく

て，「発表内容に誤りがあれば正し」「発表を別の側面からもっとわかりやすく解釈してみせ」「発表内容を一般化して内容を enrich してあげる (generalization)」，それが目的。よく考えてみると，論文大漁節 (最後は generalization で終わる，それが論文の価値) は，論文作成だけにとどまらないわけだ。学会参加者全体が，個人の発表を generalize してやり，共有財産に仕立て上げる。皆で「大漁節」を歌う。これこそが学会の目的であろう。これは take home message を別の面から表現したもの，といってもいいだろう。

　「書き方」解説のはずが，つい「発表」にまで脱線した。ただ，初心者の学会発表デビューは「ケースレポート」が多いだろう。それで「発表」にも触れておいた。年長者がお節介をいった。

　次回は Discussion の書き方について説明する。

―――――――――― **まとめ** ――――――――――

1. Case 部分には，文脈上重要なデータだけを書く。
2. 鑑別診断のための negative data を長く書かない。
3. 「書くべきデータ」「書かなくてよいデータ」に決まりはない。今回発見事項の信憑性を高めるデータは書き，信憑性向上と無関係なデータは落とす。
4. できるだけ短く書く。

＊＊＊

9. Discussion の書き方
― 一番簡単な「二つわかった」法 ―

　Discussion 部分の書き方は原著とおおよそ同じである。ただ，ケースレポートならでは，のコツがいくつかある。

▼原著 Discussion の書き方のおさらい
　前書で原著 Discussion の書き方について詳しく解説した。そのまとめを表 8 に示す。

▼ケースレポートでも基本は同じ
　ケースレポートの Discussion も基本はこれと同じだ。ただ，ケースレポートでは原著よりも Discussion 構成の自由度が高い。自由度が高い分だけ書きにくい。そこで，まずはワンパターンで論文が書けてしまう「二つわかった法」（松原命名）をマスターしよう。結局は上に示した「原著 Discussion を 6 段で書く方法」と同じである。

　まず，書き出す前にこうする。

表8　Discussion の structure：6 段で書く場合
1. 第 1 段落（段）は「今回の研究で二つわかった」と結論を書く
2. 第 2 段では第 1 発見の内容を 1 文で書く。その後でその妥当性を論じる
3. 第 3 段では第 2 発見の内容を 1 文で書く。その後でその妥当性を論じる
4. 第 4 段は第 1 発見と第 2 発見の補足。一般化できることがあればそれを書く
5. 第 5 段（最後から 2 番目）は study limitation。多くて三つまで。言い訳をたくさん書かないこと
6. 第 6 段（最終段）は第 1 段で述べた二つの発見を再度簡単に述べて，その意義づけ，価値判断をして売り込む。future plan を述べるならば一言だけ

1. 「二つわかった」ことは何か。再度心を澄まして考える。
2. その二つをそれぞれ one sentence できちんと書いて文章化する。
3. それが新規かどうか，二つのうちの一つは「なんちゃって新規」でもよいから，本当に新規かを再考する。いずれにせよ，二つともが「なんちゃって新規」ではだめ。少なくとも一つは「明確な新規性あり」かどうか見極める（第 1 新規性の確保）。

　もう少し正確に書くと，「4. 論文化できる症例とは？」で書いた，第 1 新規性と第 2 新規性を思い出していただきたい。「産褥出血でなくて骨盤内マスを示した症例がこれまでほとんど発表されていない」こと，つまり，「症候が新規」である点が第 1 新規性である。ただ，「新規だ新規だ！」を強調するあまり「稀有性」だけを強調してはいけない。そうではなくて，「骨盤内マスを示すこともあるからここに気をつけよう（例えば卵巣腫瘍と誤解して開腹をするな！）」のような，「新規提案」「アイデア新規性」，これが第 2 新規性だった。そして，論文が成立するには，第 1 新規性は必要条件であり，第 2 新規性こそが論文の神髄である，と述べた。第 1 新規性と第 2 新規性とをいっしょくたにして，「新規性」と述べている。が，正確に書くと，1, 2, 3 を検討する場合には，まず第 1 新規性有無をよく考え，同時に第 2 新規性も明確に思い描いておくとよい，と，こういうわけだ。

　ここまでの作業ができないならば，その所見は新規ではない。"英語査読あり"雑誌への投稿はこの段階であきらめる。時間の無駄である。和雑誌で受けてくれそうなものを探すか，投稿しないかどちらか。
　さて「投稿可能」と判断したら，以下 1〜6 を一気にやってしまおう。
1. 二つ（A と B）わかっているのだから，ここに two sentences が存在しているわけだ。「A だ」「B だ」の二つの文章である。その two sentences を Discussion の最初に据える。これが「二つわかった」法の基本。
2. 第 1 発見（重要なほう：「A だ」）の sentence を第 2 paragraph の頭にお

く。第 2 paragraph のトピック文(頭文)が第 1 発見 sentence。
3. 第 2 発見(重要度の劣るほう，なんちゃって新規でもよい；「B だ」)の sentence を第 3 paragraph の頭におく。第 3 paragraph のトピック文(頭文)が第 2 発見 sentence。
4. 最後の paragraph で two sentences を繰り返し，その「価値判断」を書いて論文を終える。「価値判断」は多くの場合，「臨床的有用性」「臨床への応用」。
5. 以上で骨格ができたので，第 2，第 3 paragraph を鉄壁防御する(コンテント文を並べる)。
6. これでもいい足りない部分があれば最後から 2 番目に paragraph を作って，そこでいいたいことを述べる。「一般化」「他分野でも同様の報告がある」「理屈がたつ」など。

以上 1〜6 をおおよそ 1〜2 時間でしてしまうこと。ここまでで 10 時間もかかるようでは two sentences が完成していない証拠だ。まず骨格を書いてしまう。鉄壁防御はこの段階ではしない。何を書きたいかのコンテント文は「ここに Smith の先行論文を紹介する」などと書いておくだけにする。「二つわかった」が何なのか，それは A と B だ。A と B とで「頭がいっぱいになっている状態」で，一気に，骨格(structure)を作ってしまうのがコツ。どうでもいいことは(例えばコンテント文の内容など)，ここでは書かない。細かいこと，論文の本筋と関係が薄いことはこの段階では無視する。細かいことで体力・知力を消費しない。

ケースレポートと原著とで異なる部分

1. limitation paragraph は作らない。ケースレポートは全例が 2 度とない一期一会。このような検査はしていない，とか，家族歴がわからないから遺伝性疾患の可能性は否定できない，など，論じていたらきりがない。

single case の経過が医学全般の真実を示すかどうか，その根本すらわからないわけだ．limitation は無数にある．読者はそこのところは承知で読んでいる．重要な「欠落データ」を Case 内でさりげなく述べるのは良心的だが，わざわざ limitation paragraph を作って，足らざる部分をベラベラ告白しても無意味だ．

2. 新規性（第 1 新規性）ばかり追求する（鉄壁防御する）のでなく，「新規だから何が臨床に有用か」を述べる．「稀なだけの状態」「稀有性だけが売り」だと誤解されないように注意する．

3. 「二つわかった」の内容は，4 カ所で出てくる．第 1 段，第 2 段，第 3 段，最終段の 4 回．論文が短い場合には，4 回も同じ台詞が出るとしつこい．conclusion paragraph を独立させて作成せず，ごく短く「二つわかった」を述べて，「臨床的有用性に一言触れて」論文終了でもよい．この簡易版 structure については後でまた触れる．

4. 鉄壁防御の意味は「絶対に新規だ」を強く主張することではない．つまり，第 1 新規性の論述に論文の全部を使わない．もちろん，症候自体も新規だ，すなわち「骨盤内マスが UAP の initial manifestation だと論じた先行論文はない」，ときちんと述べておくことは絶対に必要だ（第 1 新規性確保の原則）．ただ，それだけで論文を終わらせない．「臨床的に重要」「ここを知っていると陥りやすい落とし穴にはまらずに済む」「稀な病態ではなくて，どこにでも存在する落とし穴かもしれない」「あなたの身近に潜んでいるかも」といった方向へ導くように展開する．だからこの報告は臨床的に価値がある，ともってくる．これがアイデア新規性＝第 2 新規性だ．specific（第 1 新規）から general（第 2 新規）へ拡げなさい．繰り返し述べてきた．

5. 原著では「新規性」「妥当性」がすべてであり，2 番煎じはアクセプトされない．当然，他者の先行論文を激しく批判することも多い．ケースレポートは，「PubMed にのっていないだけでむしろコモンな落とし穴か

も」と論じるほうがよい．今回発見した新規症候は，もちろん"新規"である必要があるが，それが"稀有である"ともってきてはいけない．したがって先行論文への批判はまずあり得ず，都合のよい先行論文を上手に引用するのがよい．「妥当性」は「臨床的に有用だといえる」そこのところにおいて，当方の言い分は妥当ですよ，という意味である．「妥当だ」でしっくりこないならば「普遍性がある」と読み替えてもよい．

6. 「稀有性を強調しすぎるな」と述べたが例外がある．このあたりは繰り返し述べてきたが，その例外とは「新規疾患発見」「この症例が医学の基本を覆す」などのように significance が非常に大きな場合である．この場合には「稀有だ」が大きなウェイトを占めるから，第1新規性（その事象・症候自体が稀）「真に稀有である」を全面に押し出して，「間違いなくこれまでには報告がない＝第1新規性の論証」をしつこく記述する必要がある．「真に世界初」ならば，第1新規性（稀有）だけで論文を終えても必ずアクセプトされる．が，そのような場合であっても，新規アイデア（第2新規性）をきちんと記述できれば Lancet にも掲載され得るだろう．

話が少し複雑化してしまったが，要点は，これまで繰り返し述べてきたことと同じだ．まとめると，「症候が新規だ」と述べることはぜひ必要だが，それだけで論文を終わらせないで，「その新規症候発見が臨床でどう役立つのか」を述べてほしい．論文大漁節で，「魚を追い込んだ狭い網のくびれ部分」で論文を終了させず，「大海へ魚を放す」まできちんと書いてほしい，という意味．general→specific へ，そして再度 specific→general へ，ということだ．

悪い見本
スペース節約のために正式な論文ことばを使わずにはしょって書く．

第 1 段
　(A)産褥出血は developing country では産後死亡の第 1 位を示す（文献）。(B)先進諸国でも，産褥出血は産褥婦の QOL を低下させ，また産褥感染症のリスクにもなっている（文献）。(C)産褥出血の約半分は子宮内への胎盤遺残が原因である。(D)最近，子宮動脈仮性動脈瘤（uterine artery pseudoaneurysm : UAP）が産褥出血の原因になり得ることが相次いで報告されてきた（文献）。

第 2 段
　(E)UAP はこれこれしかじかの機序で発生する（機序が詳しく書いてある）。(F)その臨床的特徴は以下の五つにまとめることができる。1)帝王切開後に，2)産褥出血を示し，3)子宮内 anechoic mass を認め，4)color Doppler では swirling blood flow を認め，5)動脈塞栓術が有効である（それぞれに文献）。

第 3 段
　(G)UAP は 1997 年の Williams らの報告（文献）以来クローズアップされてきた。Williams らは，UAP の 3 症例を報告している。その 3 例は（この後で 3 例がどのようなプロフィールを示したかがきれいに書いてある）。次に Thompson ら（文献）は 10 例の UAP 自験例をまとめた。最近，Johnson らはこれまでに報告された 25 例に自験例 2 例を加えて UAP の臨床像を明示した。27 例のすべてで，産褥出血が UAP 発見の契機になっている。(H)我々は，その後に報告された UAP12 例を集計し，合計 39 例について検討したが，産褥出血を示さずに骨盤内マスが UAP 発見の契機になった例は，本症例が最初である。

第 4 段
　読者も読むのが大変だろうから割愛。(I)ここには，UAP の診断法として，grey scale の特徴，color Doppler の所見，CT や MRI の所見やその診断精度の報告が書いてある。そして最後に，(J)事実，本症例でも，これらの報告通り，grey scale では anechoic mass を示し，color Doppler では同部位に swirling blood flow を認めた。

9．Discussion の書き方――一番簡単な「二つわかった」法――　　131

第 5 段

　(K)以上，骨盤内マスを示した UAP を報告した。骨盤内マスを発見した場合には UAP も鑑別診断として念頭におくべきである。(L)今後，症例の集積が望まれる。

❤ どこが悪いか？　一般的見地から

　このような論文は非常に多い。すでに正しい structure，「二つわかった法」の極意を書いてしまったので，なぜこれが「悪い例」なのかは一目瞭然だろう。結論からいうと，この Discussion では「UAP ってこういう病気なんだ」はよくわかる。が，この症例の意義がわからない。「この症例をだしにして，UAP 一般を学ぶ」ならば，この structure でも OK だ。UAP についての知識・知見がきれいにまとめてあるので，UAP の勉強ならば「二つわかった法」よりも包括的記載がされており，医学生は喜ぶかもしれない。が，ケースレポート論文としては大失敗だ。「新規性」「この症例でしか示すことができない臨床的有用性」が伝わらない。

❤ 悪いのはどこか？

第 1 段

A 「産褥出血はね，」で第 1 文を開始してどうする？　今回のテーマは「産褥出血を示さない UAP」だ

B これも産褥出血に関する記載

C 出血の原因を述べてどうする？　今回は「出血がない」症例をこれから論じるのに

D やっと UAP が出た。「二つわかった法」を知らないにしても，まずは D から開始すべき。この第 1 段はむしろ，「Introduction の間口広げ過ぎの known」に相当する。UAP についての教科書記載は必ずこんな感じで始まる。教科書・総説をコピペしていることが一発でばれてし

まった
第2段

E　機序の説明は，もしも UAP が読者になじみが薄いと判断したら述べてもよい。ただ，述べる場所はここではない。述べたいならば，①少ないスペースで論述可能ならば Introduction で，②スペースを要するならば Discussion の第2段の第1発見記載の後で，述べる。段落の最初で機序を述べるべきでない。ここの部分は，トピック文とコンテント文の関係を理解していないと，にわかには納得できないかと思う。後でここらは詳しく述べるので，今は腹の底からわからずとも大丈夫だ。

F　悪い見本。WHO 診断基準を述べるならまだしも，「自分が頭で理解した五つのポイント」を記述してどうする？　五つのポイントは，「論文化できないかな？」と思い悩む，判断するそのために，「あなたが」まとめたこと。権威ある「五つ」ではない。別の人がまとめれば，CT 所見，MRI の特徴の二つを添加して「七つのポイント」になるかもしれない。総説をまかされたならば，「あなた流まとめ」は大歓迎。総説を任されるその道の第1人者になるまで，このような書き方はしないこと。

第3段

G　悪い見本。UAP 発見の歴史が, author の名前入りで語られる。2重にまずい。2重とは①歴史を書くこと，②author の名前を書き連ねること。

Williams の論文が何度も登場するので，「記号として」Williams を仕方なく使うならばまだ容認できる。Williams, Thompson, Johnson とは誰だ。UAP において時代を画するような研究をした人物で，UAP を学ぼうとする読者なら皆が知っているならば, Williams, Thompson, Johnson は効いてくる。「あの Thompson がそういっているのか！」というわけだ。しかし，ケースレポートの筆頭著者は，若いドクターで

あることも多い。その筆頭著者の名前をあげてどうする。「先行研究によれば」と書いて文献番号を示せば十分である。スペース節約にもなる。

H　ここでやっと「産褥出血を示さず骨盤内マスを示す UAP 発見」=「Aだ」=「第 1 発見」=「最大発見」が出てきた。書くべき場所が違う。大事なことは，一番最初に書く。Put the first thing first. The first thing, first. これでは読者はこの部分が「発見」だと気がつかない。

第 4 段

I　診断法の勉強をここで書いてどうする？　書いてあることは全部正しいし，勉強にもなる。ただ，今回発見事項とは無関係。第 1，CT については Case で述べられてすらいない。

J　color Doppler の所見，これは「なんちゃって第 2 発見」=「Bだ」，だが，ここでやっと出てきた。ここの位置では読者には「第 2 発見」だと理解してもらえない。

第 5 段

K と L　マスを鑑別診断として考慮すべき。症例集積。いずれも当然だ。ほとんどのケースレポートは型で判を押したように，この姿で終わる。そうではない。今回知り得た知見，医学に有用な所見は何か？　まさか，「稀だが，一応鑑別してね」ではないだろう。それほど稀有ならば，臨床医は巡り会わない可能性が高い。そんなにも稀有な事象を鑑別せよ，では臨床医は身が持つまい。そうではなくて一般化するのだ。

- 帝王切開後に骨盤内マスを認めた場合，UAP の可能性も考慮して color Doppler 検査をする必要がある

さらに，

- 本例のような骨盤内マスを形成する未破裂 UAP は発見されないで放置されている可能性もある
- 多くの例で UAP は子宮腔方向へ張り出すのに，なぜ本例ではそうなら

ずに子宮から離れた方向へ張り出したのかは不明である
- 今後，骨盤内マスを形成するUAPの自然史と成因とが検討される必要がある

ともってくる。

　何度も書いて恐縮だが，「稀有だ」だけでは意味がない。稀な例をどうやって集積するのか？　集積して何を解析するのか？　何を知りたいのか？

　(L)「今後，症例の集積が望まれる」などの常套句は排除したほうがよい。そうではなくて，「何が有用か」「コモンに潜む落とし穴ではないか」ともってくる。そうすれば，「落とし穴にはまらぬ方策をみつける，そのために"症例集積して"<u>落とし穴型UAPの特徴を明示しよう</u>」，と「症例集積」の<u>具体的意味</u>が出てくる。

　そんなにごちゃごちゃいわれたら，論文など書けないよ，といわれそうだ。が，査読者はこの例文のような「一見きれいだが，教科書のようなケースレポート」が嫌いだ。査読者は当該分野の第1人者だ。真の発見事項が一つしかない論文（出血でなくマスだった）において，「UAP診断，治療のすべて」が教科書のように「きれいに」書いてあったら怒り出す。「君は教科書か？」というわけだ。発見事項は新規とまではいえない，しかし自分の主張（俺はこの点が新規で，この点が臨床に有用だと信じる）が，たとえ拙い表現であっても「正々堂々と」書いてある論文，そのようなケースレポートのほうが好きである。

　しつこいが，上記のような拙い論文は，たとえ架空症例であってもきれいに書けてしまう。ケースレポートを「ケースを紹介しながらの疾患解説」「症例から学ぶ診療ノート」にしてはいけない。あくまで，新規性，その新規性を「稀有」に閉じ込めず，一般化すること。要点はこの1点のみ。

❥ Discussion の模範

　以下は，「1. ケースレポート事始め」と「5. ケースレポートの structure」で記載したものと同じである。色帯文字白が第 1 発見（A だ），青色網が第 2 発見（B だ），濃色網が意味づけ＝価値判断＝臨床的有用性になっている。淡色網掛けも広い意味で価値判断である。淡色網を濃色網に塗り替えてもかまわないのだが，第 5 回での記載と整合性を図るために淡色網で示した。

❥ Discussion

第 1 段
　本症例で，以下 2 点が示された。UAP では産褥出血を示さず，骨盤内マスを示し得ること。color Doppler は本疾患の診断に有用であること。

第 2 段
　UAP は産褥出血を示さず，骨盤内マスを示し得る。最近の review によれば，UAP は帝王切開後産褥性器出血の 5％ を占めると見積もられた。帝王切開時に子宮動脈壁が部分損傷された場合，損傷部位は血腫で覆われて一旦止血し，動脈瘤を形成するが，ある時点で瘤は破綻する。瘤は子宮腔側へ張り出すので，産褥出血（性器出血）を示す。これまで報告された UAP 40 例の集計によれば，その全例において，UAP は子宮内に発生し，その初発症状は産褥性器出血であった。UAP が子宮から離れた骨盤内マスの姿を示し，骨盤内マスとして認識された例は，私たちが文献検索した範囲では認められず，本症例がその第 1 例である。

第 3 段
　color Doppler は UAP の診断に有用であった。帝王切開後に骨盤内マスを認めた場合，卵巣腫瘍，術後の骨盤内血腫，骨盤内膿瘍，などを鑑別する必要がある。試験開腹や腹腔鏡検査が行われる可能性がある。UAP においては，瘤は血腫や結合組織で覆われており，外観からは UAP だと診断できない。瘤周囲の結合組織を剝離する時点で，瘤が破綻し，大出血をき

たす可能性が高い。本症例でも，試験開腹が一時考慮された。color Dopplerは UAP の診断に極めて有用であり，先に示した 40 例の集計においても，全例で color Doppler が UAP 診断に使用されている。color Doppler は瘤内の速い血流を瞬時に捉えることができ，swirling blood flow, to-and-fro sign（血流行ったり来たりサイン），ying-yan sign（陰陽サイン）など特徴的な所見が認められる。本例でもこれらが認められ，UAP の診断に繋がった。

第 4 段

本症例では，UAP が子宮出血でなく骨盤内マスを示したわけだが，これと似た現象が起こり得ることが，子宮動脈以外の部位の術後仮性動脈瘤において，すでに報告されている。消化管手術において，消化管周囲動脈の壁が損傷された場合にも仮性動脈瘤が発生する。多くの場合，瘤は消化管腔方向へ張り出し，瘤が破綻して消化管出血が起こる。一方，瘤が，腔方向ではなく腹腔内へ張り出し，これがエコー検査で検出された例，マスが総胆管を圧迫して黄疸が発症し，これが動脈瘤診断の契機になった例，などが報告されている。

第 5 段

UAP は産褥出血を示さず，骨盤内マスを示し得る。color Doppler は子宮外 UAP の診断にも有用であることがわかった。帝王切開後に骨盤内マスを認めた場合，UAP の可能性も考慮して color Doppler 検査をする必要がある。本例のような骨盤内マスを形成する未破裂 UAP は発見されないで放置されている可能性もある。多くの例で UAP は子宮腔方向へ張り出すのに，なぜ本例ではそうならずに子宮から離れた方向へ張り出したのかは不明である。今後，骨盤内マスを形成する UAP の自然史と成因とが検討される必要がある。

悪い例と模範例とをよく見比べてほしい。

「二つわかった」「それはAとBだ」「それが臨床にどう役立つか」。よい例は直球だ。悪い例は，まだ球自体を投げていない。直球を投げても三振に打ちとることができるか（アクセプトされるか）はわからない。発見事項，提案事項のsignificance（医学全体からみた重要度）が問題になる。が，これならば，査読者は正当に査読してくれる。クズ篭直行だけは避けられる。直球勝負をしよう。

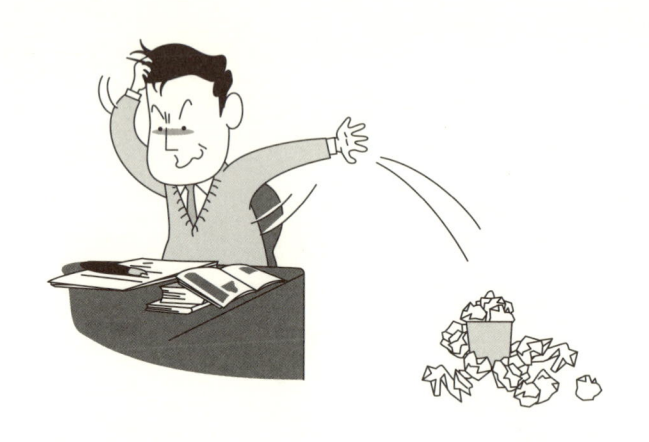

症例報告の発表について一言

学会で症例報告を聴講するのを楽しみにしている。発表の場合でも，ここに書いた「論文 structure」「Discussion structure」を踏襲するのがよい。ただ，発表の場合には，「教育的・教科書的知見紹介」は論文の場合よりも多少多くしてもよいと思う。が，やはり，基本は「question and answer 形式」つまり「unknown＝problem を提示してそれへの回答を与える形」がよいと思う。「通常は出血を示すが，今回はマスを示した稀な症例を示す。このような例は見過ごされている可能性があるので注意しよう」という，これまで述べてきたようなスタイルで簡潔明瞭に，焦点を絞って述べるのがよい。このようなスタイルだと，発表者のアイデア・思想が明確に感じられ「物語性がある」発表になる。

最も多い間違えは二つに分類できると思う。おおよそ学会発表の 2/3 はこの二つのうちのどちらかに属する印象を持っている。「ケースレポート論文」にも当てはまるので，ここに書いておく。

1. 第 1 の間違え

　「治療にとても難儀した」ことを示しただけの発表。「救命できたうんぬん」のタイトルの発表の多くはこのパターンである。本来死亡するはずのない，治療にそれほど難儀するはずのない疾患なのに，何か非典型所見（第 1 新規性）があったので「難儀した」ならば非常に価値が高い。そうではなくて，死亡する可能性がある疾患で，ごく普通の経過だが，疾患自体が重症で「診療に難儀した」では発表する意味がない。これは論文一般にあてはまる事柄で「自分が苦労し，自分が費やした時間に正比例した分量を論文内の記載（発表内容）に配分してしまう」間違え。教科書通りの経過で重症になったのならば，発表価値はない。

　ならばこうする。理屈でもいいから「1 点突破」を狙う。「ここを見落としてしまった」「ここはもっと早く手を打つべきだった」「この検査を前もってしておくべきだった」などのように，「無理矢理新規」「無理矢理臨床有用性」にもっていく。「無理矢理」のことばが学問的に適切でないかもしれないが，「苦労した」「難儀した」では発表にならない。だから，「ここが肝心だ」と，1 点突破する。新規でもないことを，あれこれ述べないのがコツ。そうすれば「物語」になる。

2. 第 2 の間違え

　「稀有性」だけを押し出していて，「何が臨床に有用なのかがわからない」発表。ケースレポート論文においては，「稀有性だけを前面に押し出してはいけない」，と何度も述べた。発表ではこのことはさらに重要だ。せいぜい 6〜7 分で経過・その病気・新規性の三つを述べねばならない。稀有な疾患だとすると，聴衆は「その病気を知らないから，ますます追随できない」。たいてい「極めて稀な○病を経験した」で発表が始まり，すぐに症例が報告

される。考察の第 1 スライドは決まって「〇病とは」，で，次が「これまでの〇病の報告の一覧表」である。多くの場合，この表は発表年，発表者（Williams, Johnson…）などが掲載されており細かくて読めない。そして最後に「極めて稀有な〇病を報告した」で終わる。これでは聴衆はわかるわけがない。「〇病という病気があることがわかってよかったね」しか残らない。それでは発表する意味がない。これでは「記録」であって「物語」にはなっていない。

　ならばこうする。〇病の種類によって発表の組み立ては異なるが，例えば「〇病の症状はコモンな×病に似ているが〇病には抗菌薬を，×病にはステロイドを使う」（ステロイド・抗菌薬に替えて手術・塞栓術が入ってもOK）。「〇病の診断について今回，こんな工夫をしたからこの知恵を share したい」。「〇病は稀だが，近縁疾患にはコモンな△病がある。〇病で得た今回の知恵は△病治療への重要な示唆になる」。「〇病は PubMed ではひっかかってこないが，未報告例は相当数あると予測できる。今回知見は，それら未報告〇病治療への布石になる」などと，「臨床的有用性」へと話を振り向ける。要するに一般化する。松原病（稀な病気）をいきなり解説してはいけない。「松原病は SLE の類縁疾患なんだ」「でもステロイドは禁忌だ」「結構見逃されているな」「あれれ，先週のあの患者，ステロイドで病状が悪化したが，もしかして松原病では？」とか「松原病は面白い病気だ。自己免疫疾患と感染症の両者の特徴を備えていて研究モデルになる」。聴衆にこのように思わせらしめたもので，まさにこれが「一般化」だ。

　本当に稀有で，一般化が「もったいない」ならば。その場合には，面白みはないが，割り切って「稀有性 1 本」で攻める。松原病の妊娠例世界第 1 例ならば，そこ 1 本「松原病で妊娠したらどうなる」へ攻めかかる。「物語」は諦めて「記録文学」を決め込む。「物語（一般化，臨床的有用性）」で攻めるか，「稀有性 1 本（記録文学）」でいくか，まず方針を明確に決めるのが肝心。

発表にまで話が飛んでしまった。

参考：英文での決め文句

　私がよく使う英文の例を参考に示す．英文だと，ここに書いた「Discussion の structure」が，これでもか，というくらいに強調された形で示される．ただ，最近は，以下の「あまりに模範的な」structure を私は採用しないことが多い．数百編英文を書いていると，多少は originality を出したくなるものだ．「はいはい，あなたは論文 structure をよく理解してますよ，松原さん」などと査読者が陰で笑っているような気も（少し）する．だから，あくまでも参考である．

第 1 段

　We found out two important clinical issues. UAP can present as an intrapelvic mass and not postpartum hemorrhage. color Doppler is useful for the diagnosis of this condition.（第 1 段はこれで終わり）

第 2 段

　First, UAP can present as an intrapelvic mass. この後で，通常は産後出血を示すのに，この症例は intrapelvic mass を示す点が unusual で新規だ．本当に新規だと，これまでの論文を引いて論証する（鉄壁防御）．

第 3 段

　Second, color Doppler is useful for the diagnosis of this condition. この後で，子宮内 UAP では color Doppler が診断に有用だと報告されていたが，今回も（子宮内でなくて子宮外であっても，やはり）color Doppler は診断の決め手になった．（やはり，で，「なんちゃって新規」だとわかる）．

第 4 段

　The occurrence of pseudoaneurysm outside, and not inside, the corresponding organ has already been reported. この後で，胃や腸の仮性動脈瘤でも似たような報告があります．などと書いて一般化．

第 5 段
　In conclusion, UAP can present as an intrapelvic mass and color Doppler was useful for the diagnosis of this condition. We must be aware that UAP can manifest as intrapelvic mass and not postpartum hemorrhage. Some UAP may remain unrecognized and thus there may be much more "hidden" UAP cases. Color Doppler should be more widely used especially after cesarean section. Further reports should be accumulated to determine whether "hidden" UAP may be much more frequently present and whether routine color Doppler use may contribute to picking up such UAP.

第 1 段　頭は,「二つわかった」と明示する。読者は「二つって何だ」と思うから, すかさず「A だ」「B だ」とまず解答を与える。
第 2 段　まず「A だ」と書いて, その後で「A である」ことを論証する。
第 3 段　まず「B だ」と書いてしまって, そのあとで論証。
第 4 段　決まりはないが, ここでは「他臓器での類似性」を書いた。少し一般化。
第 5 段　また「A だ」「B だ」と書いて, 臨床的有用性, 含意, 推察, 価値判断で終わる。

参考：簡略版は 3 段から構成させてもかまわない
　第 4 段に書くことがない場合, 無理に volume を増やさないでコンパクトにする。その場合には 3 段で書いても構わない。

第 1 段
　We found out two important clinical issues. First, UAP can present as an intrapelvic mass and not postpartum hemorrhage. この後で, 通常は

142　論文作成 ABC：うまいケースレポート作成のコツ

産後出血を示すのに，この症例は intrapelvic mass を示す点が unusual で新規だ。本当に新規だと，これまでの論文を引いて論証する（鉄壁防御）（5段で書く場合の第2段と同じものが配置）。

第2段

Second, color Doppler is useful for the diagnosis of this condition. この後で，子宮内 UAP では color Doppler が診断に有用だと報告されていたが，今回も color Doppler は診断の決め手になった，などと書く（5段で書く場合の第3段と同じものが配置）。

第3段

In conclusion, UAP can present as an intrapelvic mass and color Doppler was useful for the diagnosis of this condition. Further reports should be accumulated to determine whether "hidden" UAP may be much more frequently present and whether routine color Doppler use may contribute to picking up such UAP.

5段で書く場合の第5段と同じ。論文が短いので「含意，臨床的意義，推察，価値判断」は短くした。

頭は以下のどれでも OK。しっくりくるのを選ぶ。

This patient course provided two important clinical suggestions.

The course of this patient suggested two important clinical issues.

The lessons learned here are the following two.

Here, we learned the following two important suggestions.

This case highlighted two important issues.

ほかにも色々あるだろう。

細かいことだが，第1段落の中では First, Second といちいちことわらない。それをするとしつこくなるので。そして，「A だ」「B だ」と二つの文

9. Discussion の書き方——一番簡単な「二つわかった」法—— 143

は独立させる。「A and B だ」と and でつないだ 1 文にしない。なぜなら，and でつなぐと「二つ」が弱まるので。

一方，最終段では，今度は「A だ」「B だ」と 2 文にはせず，「A and B だ」と 1 文にしてしまう。なぜなら，二つの発見は，すでに読者に十分わかっているので，しつこくしないために。

上記の英文は，簡単に書いてあるようだが，first をつけるかつけないか，A and B とするか A だ，B だ，とするか，など相当工夫してある。本当は，読者各位が多少試行錯誤したその後で，この解説を読んでいただけると，ここに書いてある意味がよくわかるかと思う。が，無理に「しなくていい苦労」をする必要もないだろう。そこで，奥の手も全部公開してしまった。

しつこいが再度書く。Discussion の最初に「二つわかった」と書いてあり，次の段落で第 1 発見が，その次の段落で第 2 発見が書いてあり，最後に再度「二つわかった」と書いてあって，その臨床的意義がきれいに書いてあったなら，査読者は本気で読まないわけにいかない。内容如何ではもちろん，落ちてしまうことも多々あるが，それは仕方がない。とにかく，ここに書いた Discussion structure を守って，ケースレポートを書いてもらいたい。慣れてきたら，崩しても構わない。

まとめ

「二つわかった法」（松原）を用いて 5 段で書く。悪い Discussion 構造を知っておく。

1. 「二つわかった法」で Discussion を書く（**表 9**）
2. 悪い Discussion を知っておく
   1) 「二つ発見」が何だかわからない。決まり通りの場所に「二つ発見」が書いてない。
   2) 教科書的記載が多い。今回の「新規発見」とは無関係な「疾患の解説」

表 9　Discussion の structure（「二つわかった法」を用いた場合）

1) 第 1 パラ：「今回二つわかった」と書いて，そのすぐ後に新規発見事項（A だ，B だ）を二つ，重要度順に書く。
2) 第 2 パラ：第 1 発見事項（A だ）を頭にずばっと書く。その後で，それを説明（鉄壁防御）する。
3) 第 3 パラ：第 2 発見事項（B だ）を頭にずばっと書く。ここは「なんちゃって新規発見」でもかまわない。臨床的有用性へと結びつくものを第 2 発見とみなしてここへ据える。その後で，それへの説明。「なんちゃって」ならば新規性を鉄壁防御せずともよい。妥当性を説明する。
4) 第 4 パラ：無理に書かなくてよい。書くならば，応用，一般化。他分野でも同様事象がある，などは最適な一般化。
5) 最終パラ：再度「二つ発見した，それは A と B だ」と書き，「価値判断＝臨床的有用性」で論文終了。
6) 「第 1 発見（A だ）」は第 1 段，2 段，5 段と 3 回登場する。文体は基本的に変化させない。「第 2 発見（B だ）」は第 1 段，3 段，5 段で登場する。文体を変化させない。

がたくさん書いてある。
　3) 疾患発見の歴史や治療法推移などが，人名とともにだらだら書いてある。
　4) 最後に「稀有な症例を経験した。その稀有な所見も念頭に置くべきだ」と書いてある。意味づけ（価値判断）せずに「稀有だから念頭に置け」と書いて論文を終えてしまっている。

3. Discussion 模式図（図 9）

典型版では：

第 1 段　二つわかった。それは A と B だ。
第 2 段　A だとわかった。「A である」ことの確かさを論証。
第 3 段　B だとわかった。
第 4 段　A と B とはこんな事象を示しているのかも。一部一般化。
第 5 段　A と B とがわかった。これは医学世界でこんな意味がある（含意，推察，応用，臨床的有用性など）

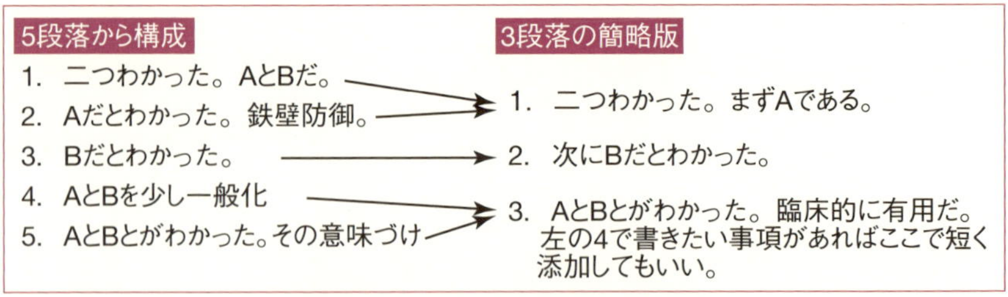

```
┌─────────────────────────────────────────────────────────────┐
│  5段落から構成              3段落の簡略版                      │
│  1. 二つわかった。AとBだ。                                     │
│  2. Aだとわかった。鉄壁防御。 ──→ 1. 二つわかった。まずAである。  │
│  3. Bだとわかった。        ──→ 2. 次にBだとわかった。          │
│  4. AとBを少し一般化       ──→ 3. AとBとがわかった。臨床的に有用だ。│
│  5. AとBとがわかった。その意味づけ      左の4で書きたい事項があればここで短く│
│                                       添加してもいい。        │
└─────────────────────────────────────────────────────────────┘
```

図 9 Discussion の structure

普通は左側に示すように，5 段落かあるいは 4 段落目を抜いた 4 段落で書く。短い論文，ことに 4 段目に書くことがない場合には，「二つわかった」「A だ」「B だ」が頻回に出てうるさいので，右側に示すように 3 段で書く。右の方策の場合，We found out two important clinical issues. First, A だ。と書いて，そのまま A について書き第 1 段落を終える。次に第 2 段落の頭で Second, B だ，と書く。First が段落頭にこず，Second だけが段落頭にくることになるが，それでいい。

簡略版（論文が短い場合には）：

第 1 段　二つわかった。まず A である。その意味づけはこうだ。

第 2 段　次に B だとわかった。その意味づけはこうだ。

第 3 段　A と B とがわかった。このことは以下の点で臨床的に有用。

A は「骨盤内マスを示す」こと

B は「color Doppler が有用である」こと

この場合「簡略版」の第 1 段は「典型版」の第 1 段と第 2 段の両者を受け持つ。「簡略版」の第 3 段は「典型版」の第 4 段と第 5 段の両者を受け持つ。

***

10. AbstractとReferencesの書き方

　Abstractだけしか読まない読者（臨床医）は非常に多い。皆，時間がないのだ。だからAbstractは全力で書く。Referenceは査読者がまず目を通す場所だ。Referencesの正確度は，著者練度を見分ける良い指標である。ここを適当に書いてある論文にろくなものはない。査読者はReferencesをrejectの「道具」に使うから，1文字の間違えもないように書く。

Abstractの書き方
良い見本
　前骨盤内マスを示した子宮動脈仮性動脈瘤

　(A)子宮動脈仮性動脈瘤は帝王切開後の産褥期に性器出血を示す。今回，(B)産褥出血を示さず，(C)骨盤内マスを示した本疾患例を経験した。(D)31歳の初産婦が骨盤位で予定帝王切開を受けた。産褥7日目に骨盤内マスを認め，color Dopplerではマス内に早い血流を認めた。子宮動脈仮性動脈瘤と診断し，子宮動脈塞栓術を行ったところマスは縮小した。(E)子宮動脈仮性動脈瘤は骨盤内マスを示し得る。(F)color Dopplerは診断に有用である。(G)帝王切開後に骨盤内マスを認めた場合には本疾患も考慮すべきである。

　いつもの例だ。子宮動脈仮性動脈瘤（uterine artery pseudoaneurysm：UAP）は以下の五つの臨床的大特徴を有する疾患だった。

> 1) 帝王切開後に，
> 2) 産褥出血を示し，
> 3) 子宮内 anechoic mass を認め，
> 4) color Doppler では swirling blood flow を認め，
> 5) 動脈塞栓術が有効な，

そのような疾患。

　今回は，そのうちの 2)に矛盾する所見，産褥出血ではなくて骨盤内マスを示す点が「新規発見」である。4)の「color Doppler もやはり有用だ」を「なんちゃって新規の第 2 発見」に据えて，第 1 発見，第 2 発見は「臨床的に有用だ」へとなだれ込んだわけだ。

　見本を分析する。(A)は known。(B)と(C)は unknown＝problem で，姿は疑問文ではないが，第 1 発見（マス）がその answer となるべき problem。第 2 発見(color Doppler)は「なんちゃって新規」であり，それが answer となるべき unknown＝problem は頭には登場させていない。(D)には(B)(C)(第 1 発見：マス)と第 2 発見(color Doppler)を説明するための情報だけが書いてある。余計なことは一切書いていない。(E)は第 1 発見再度登場。(F)で第 2 発見登場。(G)は意味づけ，価値判断，臨床的有用性。(G)は有用性としてはやや弱い。「稀有だが念頭に置こう」という「悪い結論」に少し姿に似ているが，「念頭に置く」よりははるかに具体的であり，「意味づけあり」，とみなしていいだろう。(A)〜(F)は完璧だが(G)は少し不満だ。が，きりがないので大目にみていただきたい。

　解説の立場からは，第 7 回「Introduction はミニ 3 段論法」で記載したように，二つの発見「骨盤内マス」と「color Doppler 有用」の二つともが，unknown の答えになるような structure を採用するほうがずっと解説しや

すい。「骨盤内マスを示すか？」と「color Doppler は有用か？」と「二つわかった法」のその二つを unknown に据えてしまったほうがずっと解説が楽だ。そうすれば，上の下線部分を考慮せずに済む。が，ここまで読み進んでくださった読者は，すでに相当の知識を有しているわけで，あえて「第2発見がなんちゃって新規で少し書きにくい」いつもの例を使い続けることにする。このような例が実際のケースレポートでは多いので，実戦に役立つように，この例を採用する。

　では今から「悪い abstract 見本」を思いつく限り書いてみる。解説を読む前に，一瞬でもいいから「なぜ悪い」のかを考えてみてほしい。
悪い見本
【悪い見本　その1】
　31歳の初産婦が骨盤位で予定帝王切開を受けた。産褥7日目に骨盤内マスを認め，color Doppler ではマス内に早い血流を認めた。子宮動脈仮性動脈瘤と診断し，子宮動脈塞栓術を行ったところマスは縮小した。(A)帝王切開後に骨盤内マスを認めた場合には本疾患も考慮すべきである。

　なぜ悪い：いきなり症例報告！　新規はどこだ？
　いきなり「31歳」，とはじめてどうする[注]？　医師国家試験ではない。読者は「何が新規か」を1秒でも早く知りたい。(A)は読む人が読めば，5特徴の"2)逸脱"だから報告している，とすぐわかる。だが，99％の読者は意味がわからない。

注）国際誌の中には，ケースレポートには abstract も，Introduction も不要で，論文はいきなり「Case 紹介」から開始せよ，と指定してあるものがある。これはスペースを節約するためのやむにやまれぬ方便である。読者にはタイトルだけしか情報がなく，当該論文を読むかどうか迷う。1行でも2行でもいいから Introduction は認めてほしいと，読者としてはそう思う。

10．Abstract と References の書き方　　149

【悪い見本　その2】

　(A)帝王切開率が上昇し，帝王切開後合併症を診療する機会が増加した。(B)合併症のうち，子宮動脈仮性動脈瘤(uterine artery pseudoaneurysm：UAP)は帝王切開後の産褥期に性器出血を示す。(C)診断にはcolor Dopplerが有用である。(D)今回，性器出血を示さず，帝王切開7日目に骨盤内マスを示し，color Dopplerが診断に有用であった本疾患例を経験したので(E)文献的考察も含めてここに報告する。

　なぜ悪い：肝心のCaseのプロフィールが書いてない。
　(A)(B)(C)はIntroductionの手本をそのまま持ってきた。(A)はknownに入らぬ枕言葉。(B)(C)はknown，(D)はunknown＝problemに相当するが，おっと待て，そのままCaseの説明へなだれ込んでしまった。7日目，だけがCaseの新情報だ。(E)は最悪であり，決して書いてはならない。
　それにしても(E)「文献的考察も含めてここに報告する」などという文章が，字数制限の厳しいAbstractになぜ延々と登場し続けるのだろうか？不思議でならない。冷静に考えていただきたい。「文献的考察」は不要語だ。文献的考察のない論文(Referenceが一つもない論文)は存在しないから。「含めて」も不要だ。含めて＝together withである。「論文には文献的考察が存在するのがあたり前だから」不要である。もしも「電子顕微鏡所見も含めて報告」ならばOKだ。「ここに」はおかしい。「ここに」報告しないでどこに報告する？　「報告する」もおかしい。報告するのは当たり前。だってCase Reportなんだから。だから「報告する」は不要語だ。
　「文献的考察も含めてここに報告する」の奇異さを際立たせるために，意地悪承知で，この文章の逆を書く。「文献的考察は今回割愛して次回の学会で口述する」ということになる。(A)「文献考察なし」(B)「ここではない(この論文には書かない)」(C)「報告(記述)ではなくて口述伝授だ」ということになる。(A)(B)(C)いずれもそのような事態はありえない。(A)文献考察

し，(B)ここ(この論文)に，(C)報告(記述)する．これは当たり前なのだから，「文献的考察も含めてここに報告する」は意味がない表現だ．このような表現は医者以外には通用しない．商社の会議録で「売り上げ状況とその分析も含めてここに報告する」などとは書かない．「売り上げ報告と分析が商社報告そのもの」だからこの文章は全部 delete のはずだ．

とにかく「経験したので報告する」などと書いてあったら，厳しい査読者ならばその時点で reject である．reject されたくないならば，こんな風には書かぬことだ．

おそらく「枕詞」，この場合には Abstract の最後だから「枕言葉」ではなくて「締めのことば」だが，深く考えずに，ワンパターンで使われてきたのだろう．先輩が使い，後輩が無批判にそれを真似る．これが医学界で何十年も受け継がれてきたのだろう．医学論文もそろそろ「ごく普通のわかりやすいことば」「自分で考えた言葉」で書くべき時だ．嫌われるのを承知で余計をいったが，もっと悪い例がたくさんあるからみていこう．

【もっと悪い見本　その3】

スペース節約で，全部は書かないが，

悪い見本その2　プラス，やたら詳しい Case の紹介が書いてあるもの．Case の書き方で述べたように，Case 部分には「今回結論に関係するものだけを短く書き」，「鑑別診断のための negative data などは書かない」だった．見本その2の後で，「細かいデータが書いてある」「鑑別診断のための negative data が書いてある」．

そのようなものは悪い見本．

【さらに悪いが非常によくみる例　その4】

極めて稀有な経過を示した仮性動脈瘤の1例を経験したので，その経過について文献的考察を含めてここに報告する．ここに症例の経過が記載されている

（省略）。骨盤内マスを示した仮性動脈瘤は本症例が世界第 1 例である。骨盤内マスを認めた場合には仮性動脈瘤も念頭に置くべきである。

　これは，「著者の言葉に替えて」の第 1 ページで示した例。タイトルは「稀有な経過を示した仮性動脈瘤の 1 例」。

　どこが悪いか？
　「極めて稀有な」「世界第 1 例」「念頭に置くべき」全部が悪い。
　何度も書くが，「稀有性勝負」はだめ。「臨床的有用性勝負」にもっていく。もちろん，論文は新規性が命だから「本症例が世界第 1 例である」ことは極めて重要であり，そのことは Discussion の第 2 段，「第 1 新規発見の鉄壁防御」の部分で書く。それであっても，「非常に稀ではなく，単に臨床医が気づかないだけであり，本当はどこにもありそうな落とし穴だ」と書く。何度も説いてきた通りだ。落とし穴発見第 1 報を書くのだ。稀有性発見第 1 報ではない。この Abstract では稀有性だけが前面に出ており，誰も論文本体は読まないだろう。このような Abstract は本当にたくさん出回っている。どこが悪いのかすら認識していない人も多い。ついでに書くと「ここに報告する」も非常に奇異。先にも書いたが「ここ」に書かずにどこに書く？無用語だ。

再度良い見本：別の新規徴候を示した UAP を例にして

　今から，UAP の 1)～5)の大特徴を示さなかった症例を全部ケースレポートにしてみる。その Abstract を書いてみる。

【良い例 その 2　特徴 1)"帝王切開後"を逸脱】
正常経腟分娩後に認められた子宮動脈仮性動脈瘤
　子宮動脈仮性動脈瘤は帝王切開後の産褥期に性器出血を示す。今回，帝王切開後ではなく正常経腟分娩後に認められた本疾患例を経験した。症例部分は省略する。子宮動脈仮性動脈瘤は帝王切開後だけでなく，正常経腟分娩後にも起

こり得る。正常分娩後でも性器出血が持続する場合には，color Doppler で子宮内マスの血流有無を検査し，本疾患を否定する必要がある。

　最初の下線は「発見事項」unknown＝problem に相当。次の下線は「価値判断」「臨床的有用性」に相当。

【良い例　その 3　特徴 3）"anechoic"を逸脱】
Anechoic mass を示さない子宮動脈仮性動脈瘤
　子宮動脈仮性動脈瘤は帝王切開後の産褥期に子宮内 anechoic mass を示す。今回，子宮内マスを認めたが，マスが anechoic でなく echogenic であった本疾患例を経験した。Case 部分には「瘤内にはヘマトーマが満ちており，これが echogenic を示してしまい，瘤血流部分＝anechoic 部分を隠してしまっていた」という意味を簡明に書く。産褥時の子宮内マスが echogenic であっても，子宮動脈仮性動脈瘤は否定できない。color Doppler で血流豊富な部分が echogenic 部分の周辺に存在しないかを確認すべきである。

　最初の下線は「発見事項」unknown＝problem に相当。次の下線は「価値判断」「臨床的有用性」に相当。

【良い例　その 4　特徴 4）"color Doppler 有用"を逸脱】
color Doppler サインを欠いた子宮動脈仮性動脈瘤
　子宮動脈仮性動脈瘤は帝王切開後の産褥期に性器出血を示す。color Doppler では瘤内に早い血流を認め，これが診断の key である。今回，color Doppler の"早い血流所見"を欠いた本疾患例を経験した。Case 部分では，「出血が始まりショックになって血圧低下してしまい，一時的に瘤内への血流が途絶え，その時期に color Doppler を引いたので早い血流が認められなかった」という意味を簡明に書く。子宮動脈仮性動脈瘤では典型的な color Doppler サインを欠く例

10.　Abstract と References の書き方　　153

があり得る。血圧上昇後に再度 color Doppler 検査し，瘤内血流有無を確認すべきである。

　最初の下線は「発見事項」unknown＝problem に相当。次の下線は「価値判断」「臨床的有用性」に相当。

【良い例 その5　特徴5)"塞栓術有効"を逸脱】
子宮動脈仮性動脈瘤：塞栓術無効例
　子宮動脈仮性動脈瘤は帝王切開後の産褥期に性器出血を示す。経動脈血管塞栓術が治療第1選択である。今回，塞栓術では止血できず，子宮摘出を要した本疾患例を経験した。Case では「extravasation（血管破綻）が非常に大きく DIC も強度で塞栓術では止血せず，子宮摘出した」という意味を簡明に書く。子宮動脈仮性動脈瘤において破裂部が大きく，DIC が強度の場合には塞栓術で止血できない可能性がある。子宮摘出の準備も同時に進めるべきかもしれない。

　最初の下線は「発見事項」unknown＝problem に相当。次の下線は「価値判断」「臨床的有用性」に相当。

　きりがないので，これで終わる。五つの大特徴をきちんと認識しておけば，このように，いくらでも臨床的に有用なケースレポートが書ける。アイデア＝新機軸をきちんと把握していれば多分，骨格は1時間で全部書けてしまう。
　新機軸，臨床的有用性を探そう。必ず患者の経過の中に隠れている。患者をきちんと診療していれば必ずわかる。そこへ直球を投げ込もう。

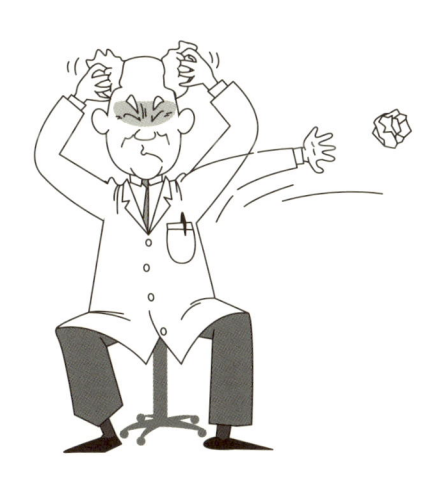

References の書き方
本文中での文献引用における注意

この後の FAQ でも一部触れるが，ここで簡単に述べておく。

本文内の文献引用方法は雑誌によって決まっているので，それを守る。本当は，「引用方法が当該雑誌と異なっているという理由だけで reject してはならない」という国際雑誌編集長会議での「決まり」はある。だが，編集長の身になって考えてみよう。自分の雑誌の規定と異なった引用法を採用してある論文をみたら「横滑りさせた」「自分の雑誌の投稿規定をみていない」「自分の雑誌を読んですらいない」「軽くみられた」と思うだろう。圧倒的に不利になる。

Recent reports showed that uterine artery pseudoaneurysm accounted for 5% of postpartum hemorrhage.（引用文献 1,2,3）だとして

postpartum hemorrhage1,2,3）.

postpartum hemorrhage1-3）.

postpartum hemorrhage[1,2,3].

postpartum hemorrhage[1-3].

postpartum hemorrhage.[1,2,3)]

postpartum hemorrhage.[1-3)]

postpartum hemorrhage[1,2,3)].

postpartum hemorrhage[1-3)].

postpartum hemorrhage（Matsubara et al. 2012）.

　ここに書いただけでも9通りの書き方がある。Superscript（上肩文字）には特に注意が必要で，ピリオドやコンマの「前」か「後」か，どちらに書くかまできちんと決まっている。1,2,3 なのか 1-3 なのかまできちんとみてほしい。査読者と編集者を一番いらだたせるのは inconsistency（非統一性）。ある時は1,2,3）と書き，次には［1-3］と書く。これは本当に「頭にくる」ので注意してほしい。論文内容吟味の手前で reject される可能性がある。この手の inconsistency を放置したままで論文投稿するような教室は，教授が教室員の論文をみていない。当人だけでなく，教室全体の大きなマイナスポイントになる。気をつけよう。

References 欄における注意

　これにはコツはない。投稿規定通りに書くだけ。ただ，とんでもない References 付き論文も実際に査読に廻ってくる。以下の二つは実際に私が査読したものから取ってきた極端な例だ。話の種に記録しておいた。よくみてほしい。どこがおかしいか？

1. FRCOG, Geirsson Reynir Tómas. From the old uterus to radiation dangers. Acta Obstetricia et Gynecologica Scandinavica. The Official Journal of Nordic Federation of Obstetrics and Gynecology. 2011；90：809-810.

2. Jaraquemada JMP. Efficacy of surgical techniques to control obstetric hemorrhage：analysis of 539 cases. Acta Obstet Gynecol Scand. 2011；90(9)：1036-42

おかしい部分

1．FRCOGはFellow of the Royal College of Obstetricians and Gynaecologistsのことで，英国産婦人科学会の正式会員です，といういわば称号のようなもの。文献によっては，雑誌の著者名にShigeki Matsubara MD. PhD.のように称号が書いてあることがある。このReferences作成者は実際の論文をみて，「一番最後に書いてあるのがlast nameだろう」からFRCOGと書いてしまったわけだ。The Official Journal of Nordic Federation of Obstetrics and Gynecology. 本当にそうなんだが，普通これは書かない。Geirsson RTはActaの編集長。有名な先生だ。Geirsson先生は実在するが，FRCOG先生がいるわけがない。生まれてはじめて書いた論文だとすぐわかり，しかも先輩が論文をみていないことが明らか。生まれてはじめてでも決してマイナスとまではいえないが，先輩も論文をみていないのは決定的にまずい。思った通りこの論文はgarbage paper（ごみ論文）で，一発rejectだった。

　このような論文をみた査読者はこう思う。「俺を論文校正係・便利屋として使うつもりだな」。このような論文を提出してくる著者および教室は科学者として大変不謹慎だと思う。査読者や編集長に「少しでも迷惑をかけない，余計なお手間をとらせない」という「心」が必要だろう。医学に生きる人，というよりも社会人としての常識の問題だと思う。ベテラン査読者ならば，著者の心根まで一発でわかる。論文にはその人の品性までがストレートに出てくる。論文は「人」なり，だ。

2はPalacios-Jaraquemadaという先生。ブエノスアイレス医大産婦人科教授で前置胎盤の権威。手術術式に関して，私とメールのやりとりをしているのでJaraquemada JMPが何だか変だと気づいた。たしかに，論文そのものをみてみるとJose M. Palacios Jaraquemadaと書いてあり，PalaciosとJaraquemadaとの間にハイフンはない。しかし，Jaraquemadaで

PubMed を引いてもこの先生（Palacios-Jaraquemada 先生）の論文は出てこない。これでは引用したはずの当該論文を読者は読めないではないか。多分，松原と小松原，くらいに異なった名前なのだろう。固有名詞なんだから，名前を省略するわけにはいかない。私は松原だ。「マツ」と皆に呼ばれているが，論文上は「マツ」ではない。

　もう少し細かく見て行くと，
　1 では雑誌名が spell put（Acta Obstetricia et Gynecologica Scandinavica），巻だけで号は入っておらず（2011；90：809-810.），ページは 809-810. と省略なし。一方，2 では Acta Obstet Gynecol Scand. 2011；90(9)：1036-42 となっている。雑誌は略語で 90(9) と号(9) が入っており，1036-1042 ではなくて 1036-42 でページの最後にピリオドがない。年；号：ページ（セミコロン，コロンの順番）と知っていても，正しく書けていない。ことに人名の間違えは決定的にまずい。日本人だと，どうも外国人の名前がピントこないのだが，Matsubara でなくて Mtusbara と書いてあったら，日本人なら私を知らない人でも間違えにすぐ気がつくだろう。いずれもこの手の間違えは，「論文を手元においておき，その名前やタイトルなどを手写しした」ので起こる間違えだ。

　ずいぶん細かい部分をみるのだな，どうでもいいじゃん，アクセプトされた後で，出版社の校正係にやらせればいいじゃん，と思うかもしれない。とんでもない。投稿段階では出版社校正係は関係なし。論文がアクセプトされた人と投稿中の人とでは，扱いが天と地ほどに違う。新幹線の指定グリーン券をすでに持っている人と，自由席の順番待ちをしている人以上の差がある。
　査読者の立場でお話しすると，査読を年に数十（2 週に 1〜2 本）もやっていれば，「何だか変な References だな」と見破るのに 3 分もかからない。大

まかにいって，Referencesに一つも間違いがない論文は，きちんとした論文でstructureが正しい。論文のsignificance（医学世界への貢献度）は変えられないが，手慣れたwriterだと一発でわかる。一方，Referencesに5個も間違えがあるような論文でstructureが正しい論文は皆無とはいわないまでも，まずほとんどみかけない。ゴルファーの実力はスイング素振りだけでわかるという。Referencesがいい加減な論文には付き合いたくない。

これらReferencesでのミスを回避するには，PubMedをコピペするのが一番簡単だ。ただ，この場合，コピペした部分に手を触れると当該雑誌のURLに画面が飛んでしまい，面倒臭い。が，慣れてしまえば簡単だ。私は自分の論文であっても，必ずPubMedでMatsubara S and Jichiと入れて，それをコピペしている。Endnoteという便利なものもあると聞いているが，私はPubMedコピペで不便は感じていない。

Referencesでは，引用スタイルを統一する。たとえ当該雑誌の文献記載方式に合致していなくても，首尾一貫1022-1025.と書いてあれば誰も文句はいわない（アクセプト後に出版社校正係の手間がかかるだけ）。が，ある時は1022-1025.と書き，次には1022-25（ピリオドなし）と書かれる。これがinconsistencyであり，査読者をいらだたせる。References作成には細心の注意を払おう。

さて，二つの間違った文献引用を例示したが，正しいのは：

1. Geirsson RT. From the old uterus to radiation dangers. Acta Obstet Gynecol Scand. 2011；90：809-10.
2. Palacios-Jaraquemada JM. Efficacy of surgical techniques to control obstetric hemorrhage：analysis of 539 cases. Acta Obstet Gynecol Scand. 2011；90：1036-42.

ただ，当該雑誌に「どんぴしゃ」の本文内引用作成とReferences作成は，

投稿の最終段階までとっておく．論文を書いている最中には，このような微細事項で知力・体力をすり減らさぬこと．後でまた述べる．

――――――――― まとめ ―――――――――

Abstract の書き方
1. 頭は known, unknown (problem)．それを書く余裕がなくても，known, unknown を意識した文章で開始する．
2. 発見事項 (problem の回答が出てしまう) を最初に書いてしまう．
3. いきなり「31 歳の初産婦」のように Case 部分から書き出さない．
4. Case 部分は今回発見事項と関連することだけを書く．
5. Abstract の最後は必ず「価値判断」＝「臨床的有用性」
6. Case 内容を書かずに「これこれの疾患を経験したので報告する」で Abstract を終わらせない．
7. 「稀有性」を強調し過ぎない．「有用性」を強調する．
8. 新規発見事項が何か，が一発でわかるように書く．

References の書き方
1. 本文中引用においては，当該雑誌の指定を守る．
2. PubMed をコピペして References を作成する．
3. 1 と 2 を当該論文に合致させるのは，投稿の最終段階で OK．

＊＊＊

11．FAQ：どの雑誌へ投稿するか？

　これまで，ケースレポートの作成法について詳しく学んできた。その通りに書けば，論文は必ず完成する。が，アクセプトされるかはわからない。マラソン世界記録保持者はオリンピックでなかなか1位になれぬそうだ。選手にとって得意な「大会」があるようで，同じことが論文投稿「雑誌」についてもいえる。現在は電子投稿が主流で，その方法は技術革新ですぐに変更される。「投稿」自体は簡単で，それを説明するとかえって難しく感じられてしまうので，そこには触れない。

　どの雑誌へ投稿すべきか？　ここが重要である。そこを懇切に解説したものがこれまでにはなかった。今回は「論文嫁入り先探し」のコツを書いていく。英語雑誌を想定して記述していくが，日本語雑誌でも同じことだ。ボリュームが大きくなったが，暗記すべきことは書いてない。FAQ(frequently asked question)とそれへの answer(Q and A)形式で書いていく。寝転んで読んでも OK なように平易に書いてある。

> **Q**　英語論文（ケースレポート）を作成したいと思いますが，どの雑誌へ投稿したらいいのかわかりません

A
1) まず完成した論文の significance を判断します。significance とは「医学世界への重要性・貢献度」です。significance の大きい論文とは「世界初の報告」「そのケースが疾患本質をあぶり出してしまった」「そのケースがこれまでの医学常識を打ち破った」です。
2) significance 大と判断したら，ケースレポートを掲載してくれる雑誌のうち impact factor(IF)の高いものに投稿します。医学一般(general

medicine）にかかわる重要事項ならば Lancet のような超一流誌でもかまいません。
3）が，本当をいうと，そんな論文を書けるのは生涯 1 度か 2 度です。普通は significance 中か小のケースレポートしか書けません。その場合には，当該分野（例えば産婦人科）でケースレポートをたくさん掲載している雑誌に投稿してください。
4）「作成したいと思いますが」は良いですね。「作成しましたが」ではだめです。雑誌によって文字数制限が異なりますから，まずはターゲット雑誌を決めてから，その指定文字数に見合ったものを書くのが時間の節約です。文献引用法や keywords 指定などの細かい事項も雑誌ごとに異なりますが，それらは容易に直せます。でも，文字数を変化させるのは大変です。まずは当該雑誌の文字数に注目し，それに見合ったものを作成します。

> **Q** ターゲット雑誌を決めて書き出しました。執筆途中段階において，引用や文献欄を投稿規程通りにきちんと書いておいたほうがいいでしょうか？

A
それには問題があります。時間が無駄です。時間節約になる方法をお教えします。まず，論文の第 1 稿（ラフ）では本文中での引用は番号ではなくて（Johnson 2012）とか，（Johnson 2012 の 15）などのように書いておきます。（Johnson 2012 の 15）とはもちろん，Johnson の論文中に引用されている論文 15 番の意味です。15 番論文の Abstract しか読んでいないような場合です。論文完成の手前で，1)2)3)ときちんと番号を振ってしまうと，推敲の段階で，2)と 3)の間に他文献を挿入すべきだった，とか，1)2)3)ではなくて 3)1)2)の順番のほうがベターだった，などの事態が起こり，面倒です。

引用スタイルも雑誌ごとに異なります。「10. Abstract と References の書き方」でも説明しましたが，ポイントだけおさらいしましょう。おおまかにいって最低でも四つの本文内引用方式があります。ピリオドの後に superscript で論文番号を入れる場合(They showed that UAP was caused by traumatic procedure during cesarean section.[1)2)])もあれば，ピリオドの前にそうする場合(cesarean section[1)2)].)，あるいは，ピリオドの前でカッコ内にいれる場合(cesarean section[(1)(2)].)，ブラケットで入れる場合(cesarean section[\[1\]\[2\]].)などがあります。

References の書き方も雑誌によって全部異なります。私は，引用すべき References は，著者名全員，雑誌名，年，巻，ページ（始めと終わり）について PubMed をコピペしてしまい，雑誌に見合ったスタイルに直すのは投稿の最終段階にしています。

最終的にそこへ投稿するかどうかはまだわかりません。もし，その雑誌の投稿規程にぴったりと合致させた引用と文献欄を作成してしまったとしましょう。その雑誌のスタイルが，本文中引用は"ピリオドの後でsuperscript：cesarean section. 1-2)"で，文献欄は"著者 6 名以上は最初の 3 名だけを書いて et al. にせよ"だったとしましょう。論文作成の早い段階で，このスタイルを忠実に守ったとしても，推敲するうちに，文献番号が変化してくることが多い。また，後で述べるように，当初のターゲットではない雑誌へ投稿する場合もでてきます。次の雑誌の投稿規程に合致するように引用・文献欄を書き直すのは結構大変ですし，その書きなおしの途上でミスをすることも多い。文献欄で"3 名+et al."と書いてしまったのに，今度の雑誌が"全著者名を要求"していると，再度 4 番目の著者から添加しなければならない。手間です。

まとめると，引用はまずは Johnson 2012 などと書いておき，文献欄には PubMed のコピペを書いておきます。論文執筆段階では，投稿規程にぴったりと合致させないでおく，という意味です。そして，最終段階で雑

誌スタイルに合致させるのが一番無駄が少ない．ちなみに，PubMed をコピペして作成した文献一覧は，この論文が reject されて別の雑誌へ出す時のために，"UAP 論文元文献" などと書いて，ファイルに入れておきます．初回投稿雑誌に合格すればこれは無駄になりますが，"4 回目投稿雑誌でやっと受けてくれた" という場合もありますから，こうしておくと大変便利です．「雑誌名を斜字体に」などは最後の作業．どうでもいいような事務的作業に時間をとられないようにしましょう．

　なお，「斜字体」のことばが出たので，ついでに書いておきます．「先輩に論文を見せる段階では全文を 12 ポイント，times で書いてほしい」です．ターゲット論文の「刷り上がり」を真似て，「太字」「14 ポイント」「斜字体」「中寄せ」などを「駆使した」論文ラフを持ってくる後輩がいます．私は，後輩の論文は PC で大幅修正します．たとえば，「斜字体」のすぐ後に私が文章を添加したとすると，その添加した本文内文章も「斜字体」になってしまいます．同じように，種々のフォントやスタイルを「駆使して」作成されたラフを直すと，直した部分も「直前の」フォントにひっぱられてしまい「12 ポイント，times，普通文字」にならなくなってしまう．直す箇所が少ないならば面倒はないのですが，多くは訂正箇所が多い．それで，結局は先輩（校正者，この場合は私）の時間を奪うことになってしまう．そこで，私は，まず「全文選択」にして「12 ポイント，タイムズ，普通文字」に全部一括変換してから校正をかけます．皮肉めいて恐縮ですが，「フォントに凝る時間があるならば，論文そのものを書くのにその時間を使ってよ」と感じるわけです．なお，times を使うのは，「1 ページにたくさんの文字が入り，論文の全体像を見渡しやすい」，ので．courier などを使われると，かなりイライラしてくるものです．少し，余計を書きましたが，先輩は皆感じている事柄なのですが，なかなかその真意を説いてくれないものなので．それで一言触れました．

> **Q** 投稿サイトまで進んだら，「文献引用はバンクーバー方式にしてある」にチェックを入れる欄があります．バンクーバー方式とは何ですか？

A
　文献引用の方法には大きくわけて二つの方式があります．現在の主力はバンクーバー方式です．もう一つはハーバード方式です．よい機会なので以下に説明します．

　文献引用方法にはバンクーバー方式とハーバード方式の二つがあります．簡単に述べておきます．1) 2) 3) のように，「本文内への引用順」にそれぞれの文献に番号をつけて，当該文献を示すのがバンクーバー方式です．現在ほとんどの医学雑誌がこの方式を採用しています．どうでもいいことなので，以下は覚える必要はありません．それまでばらばらだった医学雑誌のスタイルを統一させようと，1978年に医学雑誌編集者国際会議がカナダのバンクーバーで開催され，そこで，引用方式は「これでいこう！」と決められた．それで，バンクーバー方式と命名されたわけです．雑誌に応じて，バンクーバーのオリジナル方式を微細変更していることが多いのですが，いずれにせよ，多くの医学雑誌はこのバンクーバー方式を採用しています．この場合，References欄には，「引用順」に文献が並びます．これまで，「厳密なバンクーバー方式を論文初稿段階で採用すると無駄が多いです」ということを書いてきたわけです．

　一方，ハーバード方式というのは，実は初稿で採用すべき (Johnson 2012) のような書き方です．文献には番号が付かず，引用の当該部分には (著者名＋発行年度) がきます．Reference欄はどうなるかというと，「第1著者名のアルファベット順に文献が並ぶ」というスタイルです．かつてはハーバードスタイルが結構多かったのです．ハーバードスタイルだと，論文提出の最終段階になって，「1文追加させる」「1文を落とす」などをして

も，それに伴う関連文献を添加 or 削除するだけで済むので，書く時はとても楽です。また，引用文献が非常に有名な論文である場合に(Johnson 2012)とそこに書いてあるので，Johnson が誰でその論文がどんな意味があるのかをきちんと理解している読者にとっては，大変ありがたい。「Johnson は文献 4 だ」，などと暗記しながら(あるいは Reference 欄を常にみなくても)，Manuscript を読み進むことができる，というメリットもあります。もっとも，その論文がエポックメイキングな論文かどうかわからない初心者には，このメリットはありません。さらに微細ですが，当該分野でたくさんの論文をすでに書いている場合に，引用文献の半分が Matsubara S だった，という事態も出てきます。ハーバード方式だと Matsubara S の論文が「一塊になって」文献欄に並ぶので壮観です。だからアクセプトされやすい，ということは多分ないでしょうが，著者としては気分がよいものです。

　一方，ハーバードの不利な点は何だと思いますか？　それは，論文(Manuscript 本体)のボリュームが大きくなってしまうことです。Manuscript 自体の中に，いちいち(Johnson 2012)が記述されてしまうので，論文の「見た目が」長くなる。また　引用$^{1-10)}$のように，「1 カ所にたくさんの論文を引用する場合」には，10 個の論文がそこへ並ぶ，つまり，10 人の名前が延々と Manuscript 本体に出てくる。その引用 10 人をみた後で，次の文章を追うわけで，論文 context を追う際の邪魔になってしまうこともあります。

　脱線しましたが，私はハーバードは結構好きです。私は，論文は 10 回以上推敲します。文章をどんどん入れ変え，削ってしまう。だから，まずはハーバードで書いておいて最後に一気に出現順に番号を振ってバンクーバーにしてしまう。そのような方策をとることが多いです。引用文献が 20 個くらいならば，両方式で使う労力は似たりよったりですが，引用文献が 40 個くらいになると，論文を書く段階ではハーバードは便利です。長くな

りましたが，「まずハーバード方式，またはハーバードもどき，で書いておき，最後の最後でバンクーバー，それも当該雑誌にピタリー致したバンクーバーに一気に直す」のはお勧めです。投稿雑誌選択から少し脱線しましたが，またもとへ戻します。

> **Q** ケースレポートをたくさん掲載している雑誌ならばどの雑誌へ投稿してもいいのですね？

A
　「可能ならば IF が高く」「投稿から決断までが早く」「reject されるにしても有意義なコメント（査読）がもらえる」そのような雑誌を選択して下さい。「半年待って，1発 reject」のような雑誌は避けたほうが無難です。

> **Q** 「半年待って一発 reject」のような，author friendly でない雑誌はどうしたら見分けられますか？

A
　雑誌によっては，投稿日とアクセプトの日とがきちんと印刷されているものもあります。その差（投稿—アクセプト interval）が3カ月程度ならば，あまり pending にしない雑誌, author friendly 雑誌だといえます。ただ，「当該雑誌20論文の interval の平均を出し比較する」のはあまりに大変です。また interval が記述されていない雑誌のほうが多いです。ありきたりですが，実際問題としては，当該分野でたくさん論文を書いている先輩に聞いてみるのが一番早いでしょう。

> **Q** 投稿すべき雑誌は教授，准教授，部長にうかがえばいいのですね？

A
　難しい質問ですが，必ずしもそうではありません。現在進行形の active

な writer(current active writer)に尋ねるべきです。

　論文(ケースレポート)がどこの雑誌に受かりそうか，最短最速の道を指南してあげるのはとても難しい。私は，ケースレポートをある一流雑誌へ投稿しましたが，2年間待ってまだ何もいってきません(2年 pending)。その間に3回督促しましたが，無しのつぶてです。ところがその同じ雑誌が，次のケースレポートを投稿7日目に1発アクセプト，その次のは10日目に1発アクセプトしてくれました。2年と7日，こういう事態も現実に起こります。7日目一発アクセプトの経験だけしかない先生(つまりこの雑誌に1回しか投稿したことがない先生)にうかがったならば，「その雑誌はお勧めです」と答えるでしょう。本当にお勧めかは疑問なのに。だから，何度も失敗成功をくり返している current writer に聞くのが近道です。微細事項まで頭に入っているのが current active writer だ，というわけです。

　私は，ケースレポートはおおよそ五つの雑誌へ出すと決めていますが，その五つを選ぶまでにずいぶん試行錯誤しました。同一 journal でも編集長がチェンジした途端に審理に時間がかかるようになった，などしばしばです。あるいはケースレポートは受け付ける，と author guideline に明記してあるのに，いざ投稿サイトまで入ってみたら，「今アクセプト済みケースレポートがたまっているので，ここ1年は受けない」と書いてあって，投稿できなくなったこともあります。その雑誌のスタイルにピタリ適合した論文がすでにできあがっているのに，です。また，文字数制限について触れると，ケースレポートは800字まで，と書いてある場合，800字以上だと事務レベル(編集長でなく編集係，ベテラン女性のことが多い)で，即，投稿差し戻しをしてくる雑誌もあれば(英国のある雑誌)，そこらは結構いい加減で，多少文字数がオーバーしていても，良いものならば受けてくれる雑誌もあります(ドイツのある雑誌，北ヨーロッパのある有名雑誌)。このような微妙なニュアンスは現在進行形で論文を書いている人にしかわからない。

教授には，現役で論文を書き続けている方と，もっぱら研究指導に専念している方とがいます。「どの雑誌へ出すか」について，現状を詳しく知っている教授と，そういう事柄には無頓着な教授とがいます。もし後者の教授に尋ねてしまい，「ここへ出せ」とアドバイスされたら，「適切でない雑誌に投稿せざるを得なくなってしまう」事態も予想されます。

> **Q**　active writer に投稿雑誌を教えてもらえばいいのですね。でも active writer はどうすればわかりますか？

A
　そこが難しいところです。日本人，ことに臨床医は謙虚な人が多く，「自分はたくさん論文を書いていますよ」などとまずいわない。もちろん「書いていません」など，もっといわない。active writer 判定の簡単な方法は，意中の人（この人に尋ねようかな，と目星を付けた先輩）の論文を PubMed で調べてみます。current active writer とは，おおよそですが，「筆頭か second author か，corresponding author の論文がここ最近 1 年で 5 編は出ている人」と考えていいでしょう。current（現在）という部分が重要で「昔はすごかった」では不十分です。IF の高い雑誌ならば 1 年に 1 本出せれば OK ですから，この 5 編というのは単なる目安です。3 編くらいにおまけしてもいいでしょう。

　共著者を多数（例えば 8〜10 人）並べた論文の 4 番目とか 6 番目に名前が出ている論文が多数 PubMed に出ているが，筆頭も，second も，corresponding もここ 3 年間に 1 本もなし，という場合，一概に判断はできないのですが，active writer（現役の）とはいえないことが多いように思います。ただ，誤解を招かないように正確に書くと，論文を edit し，投稿雑誌まで指示出ししているのに，8 人共著雑誌の 4 番目，6 番目あたりで，ひっそり身を潜めている超謙譲型の先生もいます。が，そういうことを言い出したら，あまりにややこしいので，前半で述べた方法で active writer を探

すほうが早道です。

　last author は微妙です。「かつてはたくさん自分で論文を書いたが」「今は部門のトップで，細かいことに口出ししない」場合。ごく普通の臨床系教授の場合ですが，この場合，原著ならまだしも，ケースレポート投稿先をうかがっても，なかなか答えられないかもしれません。ただ，last author の教授が有力雑誌の編集長などで雑誌にやたら詳しい，などの場合は多々あります。自分の教授がそのような人物ならば最高にラッキーですね。しかし，それが他大学の教授で，学会で挨拶しただけなのに「こんなケースレポートができましたが，どこへ投稿したらいいかを教えてください」などとメールできないと思います。というわけで，active writer が誰なのか，一歩退いて active writer へ仲介（相談）してくれるのは誰なのか，普段からアンテナを高くしておきましょう。

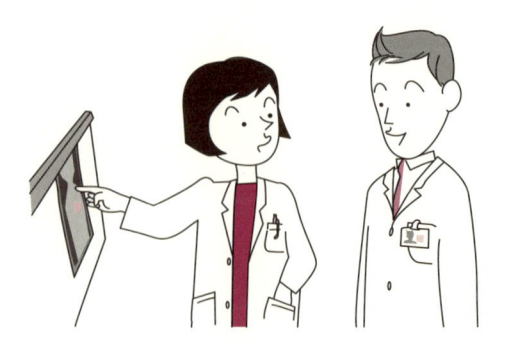

Q PubMed で current active writer かを判断すればいいのですね？

A
　そうです。でも一部違います。
　どんな論文を書いているかも関連します。基礎医学論文がメインの先生にケースレポート投稿先を尋ねても，答えられません。話の本筋と少しず

れますが，将来役に立つことなので，少しおつきあいください。

　具体的には，こうします。PubMed で"著者名 and 施設名"で検索します。ただ，ケースレポートを，分類上 letter, opinion, image section などのくくりで書く，ということもよくやる手です。PubMed では，これら"くくり"論文には著者名だけが入り，施設名は入りません。だから PubMed で，例えば(misawa y and jichi)と検索しただけだと，Misawa Y 先生が letter の類いで記述したケースレポート(分類上はレターだが実はケースレポート)はひっかかってきません。そこで(misawa y and jichi) or (misawa y and letter)と検索してみます。or です。and ではない。そうすれば Misawa Y 先生の letter も含めた全論文が出てきます。これで調べれば current active writer かどうか，どんな論文を書くのが得意な先生か，一発でわかります。ただ, jichi の Misawa Y 先生は 1 人しかいませんが, letter を書いた Misawa Y 先生は自治医大，東大，筑波大，と多数存在する場合にはこの手は使えない。そうであっても，自治の Misawa Y 先生の専門分野を知っているわけだから PubMed 掲載のうちでどれが意中の Jichi Misawa Y 先生のだかはすぐに見当がつきます。簡単便利です。

　この場合，自治医大とか獨協医大のように施設名がユニークな場合で，かつ，著者名も当該人物だと同定できないとダメです。入力施設名複数がヒットしてしまい，先生もありふれた名前の場合，例えば，Tokyo and takahashi k と検索したら，東京大学高橋和雄先生(架空)，東京医大高橋和弘先生(架空)，東京労災病院高橋和子先生(架空)，まだまだ存在しそうですが，それら全部が引っかかってきますので，調査できません。

　投稿雑誌選択は重要であり，「現在進行形の active writer に尋ねなさい」，が結論です。

11. FAQ：どの雑誌へ投稿するか？　　171

> **Q** 病棟オーベン（直接指導者）で臨床を全部教えてくださる先生に投稿雑誌を教えてもらったらいいように思うのですが，それではだめですか？

A

　だめです。オーベンがたまたま active writer なら OK です。というか最高ですね。でも，そんなことは滅多にないです。次善の事態は，オーベンがとても謙虚な方で，かつ誰に相談すべきかを知っている場合で「自分は投稿雑誌はわからないが，○○大学の△△先生なら一番詳しいから明日にでも聞いてあげる」といってくれる場合。これだけでそのオーベン先生の人柄がしのばれますね。

　最悪の場合：臨床のオーベンのなかには，ネーベン（指導される側の若い先生）に弱みをみせたくないので，「自分が考えるからちょっと待ってて」と，請け合ってしまう場合があります。これが一番厄介です。論文お蔵入りもあり得ます。臨床が上手でも論文書きは別の技能です。オーベンには嫌われたくないですから，やっと書き上げた論文が「オーベン机中お蔵入り」でも催促しにくい。科学，つまり真理追求には謙虚さが必要です。投稿雑誌が判断できなくても全然恥ではない。これから学べばいいだけです。オーベンの先生は，もしも後輩に不得意部分を尋ねられたら，堂々と「自分にはわからない」というべきです。

> **Q** 身近に current active writer と思える先生がいません。どうしたらいいでしょう？

A

　あらゆるつてをたどって，そのような active writer の知り合いになることです。学会の懇親会はそのためのものです。active writer は自分を頼ってくる若い人を必ず大切にします。学問への憧憬を強く抱いているのが

active writer であり，そのような人は，学問好きの「同好の士」を応援するものです。また，もしもあなたが論文作成に興味があるならば，active writer が周囲にたくさんいるような施設で(将来)勤務できるように，プランを練るのも近道かもしれませんね。

　なお，余談ですが，自治医大では私が音頭をとり，CRST Clinical Research Support Team-Jichi という組織を作りました。自治医大卒業生で，僻地勤務をしていて，active writer がそばにいない場合には，投稿先も含めて何が何だかわからない。私もそうでした。そこで，卒業生が「論文を書いたが(書きたいが)どうしたらいいかわからない」と e-mail 1 本を CRST へくれれば，まず私が論文をみてしまい，CRST 構成員の 80 人(教授，准教授，講師クラスが大半で基礎から臨床まで全分野のドクターから構成)にその論文を回覧します。投稿先選定・論文校正・再構築をし，複数の英文論文アクセプトの手伝いをしてきました。80 人いても，投稿先決定に難儀することが多々あります。投稿先決定は，熟慮すべきなのです。

> **Q** 専門外の症例なのにケースレポート論文を書くことができる，と聞きましたが本当ですか？

A
　Half yes, half no.
　正確に書くと，「structure の正しい論文試案を書くことはできるが，その真の significance 判定には専門家の助力が必要」だ。ここは余談なので，飛ばし読み OK です。
　臨床医はたとえ専門分野が異なっても，「ケースレポートの骨格」だけは書ける技能が欲しい。以下のような感じです。
- 他分野ジュニアレジデント「○病について教科書に書いてない所見をみつけたんですが，論文の書き方がわかりません」
- 先輩「どこが新規なのかを二つ箇条書きにして私に今いってみて」

- ジュニア「第 1 に普通は遠位筋萎縮なのに，この例は近位筋萎縮です。第 2 に普通は感覚障害はごく軽度なはずなのに，この患者さんは強いしびれ感を訴えています」
- 先輩「○病であることは間違いないね」
- ジュニア「はい，遺伝子解析まできちんとしてあります」
- 先輩「第 1 と第 2 について先行研究はないのかな？」
- ジュニア「PubMed で調査したら，第 1 はゼロ，第 2 は脊髄腫瘍がたまたま合併していた，という 1 報があるだけです」
- 先輩「意味づけとしては，『○病では近位筋萎縮と感覚障害も稀にあり得るから，これらを見逃すな』というシンプルな論文でいいね」
- ジュニア「僕も先日の地方会ではそういうスタンスの発表をしました」
- 先輩「わかった。では"二つわかった法"で論文の骨格を私が書いてみる。たたき台がないと進まないから明日までに書いてくるよ。専門が違うので，自分がわからない部分は"この部分は先行論文調査"などと書いておくから，そこから先は神経学の専門家に聞いてね」

などのように，

「いいたいのはこの 2 点で，その意味づけはこうだ」という部分さえ頭に入れられれば，ケースレポートの骨格は書ける。Up To Date でその疾患を調べれば，当該分野での独特な言い回しもある程度わかる。ただし，その症例が示す真の significance（価値）は，やはり，その道の専門家にしかわからない場合が多いから，作成した「たたき台」を当該専門家にみせて助力を請う。

我田引水で恐縮だが，私はここ 2 年間で，神経学（Huntington 舞踏病），医療政策（僻地におけるネットの有用性），泌尿器（膀胱癌のケース），環境医学（減圧病とその治療施設配置策），小児科（心臓腫瘍エコー），皮膚科（紫斑病の新規病像）など，産婦人科ではない分野の論文の骨格作成をしてきた。本当をいうと，Huntington も減圧病も「みたことがない」が，論文骨

格は書ける。「わかったことは二つ，その臨床的有用性はこうだ！」が一旦把握できれば，論文を書くこと自体はワンパターン操作である。「いいたいこと二つ」の論旨明確な論文ラフを持っていけば，専門家は即座に論文化できる。

　外科系医師ならば「切開部縫合は誰でもできる」。それは単なる技能，基本的技能だ。同じように，「ケースレポートの骨格をきれいに書いて後輩に渡してあげる」ことは，"二つわかった法"さえ理解しておけば，臨床医なら誰にでもできる「技能」だ。臨床の詳細を手とり足とり教えてくれる先輩はありがたい。「こんな患者さんをみた」を聞いただけで翌日，英文ケースレポートの骨格を「はい，これを参考に書いてね」と渡してくれる先輩も同じようにありがたい。ことばが強いかもしれないが，「専門分野が異なるからこの論文の骨格は書けない」は本当は通じない。論文「完成」は無理でも「骨格」を書いてみることはできる。

> **Q** 1回目はだめでもともと，当該分野の一番良いjournalへまず投稿してみなさい，といわれましたが本当ですか？

A
　うそです。私はそうはしません。大まかにいって，当該分野最高雑誌ではケースレポートを受けるにしても，その受諾率は3〜5％程度です。最高ランク雑誌では，だいたい2〜7日の間で，「reject」がきますので，判定待ち時間は極めて少ないです。なぜならば，査読者へ論文を廻さずに，編集局の内部の数人（当該分野は1名だけが多い）で論文をざっとみて値踏みをします。もっというと，良い雑誌においては，どうしようもない論文（garbage paper）を査読に廻すと，査読者から「何でこんなゴミを俺に廻すんだ，一見してgarbage paperだとわかるだろう！」と編集局へクレームがくることもあります。だから，編集局内部検討の段階でほとんどの論文は落ちてしまう。

「当方には出版待ちアクセプト済み論文がたくさんあり，残念ながら受けられない」「次善雑誌へ投稿できるように早く結論を出した当方の善意を汲んでくれ」などと書いてあります。秘書がテンプレートに「Dear Dr. Matsubara」と入れるだけです。たとえ結果的に reject でも，一流の先生が査読してくれてアドバイスがもらえるならば，reject にも意味はあるでしょう。が，reject だとわかっていて査読すらしてもらえないのに，一流雑誌に投稿するのは労力の無駄です。「良いペーパーなのに受けてもらえない」はごまんとありますが「garbage paper なのにまぐれで受かる」はありません。

Q 雑誌によって「好きなテーマ」「受けてくれそうなテーマ」があると聞きました。本当ですか？

A
本当です。具体性を持たせるために産婦人科領域で話をすると，Obstetrics and Gynecology（米国：産婦人科最高 IF）はケースレポートは比較的好きです。ただし「世界初」限定で受諾率は 5％以下。Acta Obstetricia et Gynecologica Scandinavica（スウェーデン，有力雑誌）は手術手技に関する論文が大好きです。Archives of Gynecology and Obstetrics（ドイツ，産婦人科世界最古雑誌の一つ）はケースレポートは好きです。ただし，全部 letter 扱いです。たとえ 1,500 words, 4 ページでも letter です。The Journal of Obstetrics and Gynaecology Research（日本）は多少長いケースレポート（full length case report）でも OK で，あまり待たせず良心的。Journal of Obstetrics and Gynaecology（英）は，800 字以内の短いものだけを受け付け，待ち時間は長いことが多い。その他，general obstetrics and gynecology に属する雑誌は全部で 15 くらいあります。私は，その「受かりやすさ」を理解しています。

詳しい先輩がそばにいない場合はこうします。投稿希望雑誌を三つくらい想定しておき，PubMed で "pseudoaneurysm" and "雑誌名" と入れて検索

してみてください．できるだけたくさんヒットする雑誌から投稿を考慮します．pseudoaneurysm ではヒット"ゼロ"ならば，"postpartum hemorrhage（産後出血）"を pseudoaneurysm に替えて検索します．三つの雑誌で，ヒットがそれぞれ，30，5，1 件だったならば，当然第 1 雑誌はこのテーマに興味を持った編集長が運営している，あるいは伝統的にこのテーマが好きだ，と考えていいでしょう．ほかの条件が類似しているならば，30 件ヒットの第 1 雑誌へ投稿するのがいい，というわけです．

> **Q** やはり，IF ができるだけ高い雑誌を狙ったほうがいいのでしょうか？

A
　私はそうは思いません．もちろん，わざわざ IF の「低い」のを優先して狙う必要はありませんが．説明します．
　原著の場合，IF の高い雑誌に掲載された論文は，種々の基準をクリアしており，読む側も「この雑誌に掲載されているのだから，間違ったことは書いていないだろう」と考え，即論文内容把握に入ります．ところが，IF の小さい雑誌に立派な所見の原著が掲載されていると，こんな風に考えます．「なぜこんなに立派な所見なのに，低 IF 雑誌に掲載されることになったのだろう」「上級誌で reject されてここまで流れてきたのだろう」「私には（専門でないから）わからないが，何か問題がある可能性がある．さて問題は何だろう」などと，はなから，「どこかおかしいかも」という目でみられてしまう．だから，原著の場合にはできる限り IF の高い雑誌へ出すように努力をしたほうがいい．研究費獲得などでも，IF 2 の雑誌と 6 の雑誌とでは，評価がまるで異なってきます．だから，原著では IF は重要です．
　一方，ケースレポートにおいては，「ケース自体の経過は動かしようがない（嘘を書ける余地が皆無）」ので，「IF の低い雑誌に掲載されているから，このケースの所見は眉唾だ」などとはだれも考えない．PubMed journal で

さえあれば，ケースレポートの内容に新規性があって臨床に有用だと判断されれば，世界中の人が読み，引用してくれます。そして臨床へ影響を与えます。このケースレポートは「低IF雑誌だから引用しないでおこう」などとは誰も考えない。ですから，ケースレポートの場合には，原著ほどにはIFを気にしなくてもいい。そこそこのIFでOKなので，とにかくケースを無駄にせず，筆まめに書いていくことのほうが重要です。

IFの高い雑誌ばかりを狙い，簡単に受かってしまえばそれもいいのですが，普通そうはいかず，しだいに疲弊していくのは賢明ではない。PubMed journalであれば，適当なところへ入れてしまい，新規ケースに次々と論陣を張っていく（次々にケースレポートを書いていく）ほうが楽しいし，creativeだと思っています。

繰り返しますが，私が当該最高IF雑誌を狙うのは以下の三つの場合だけ。「真に世界初」「ケースがその疾患の病態をあぶり出してしまった」「医学常識を覆してしまった」の三つ。ただ，IFが高くないといやだ，と思う研究者もいます。極端な例では「低IFの雑誌に自分の名前が載るとかえって恥ずかしい」などと考える人すらいると聞いたことがあります。ここらは個人の考え方ですが，臨床医が論文（ここではケースレポート）を書くのは「自分の経験を自分だけの財産にせずに世界の人と共有する，そして病気と戦う一助にする」であり，IF収集などに意味はない。経験を世界の役にたてるのが目標。IFなどは，その大目標からみればどうでもいい些細な事柄です。私はそう信じています。

> **Q** ある程度雑誌を決めて投稿するほうがいいと聞きました。前回受けてくれた雑誌に今回も投稿していいでしょうか？

A
はい，いいです。「良い論文を複数連続で」ある雑誌に出していくと，編集長に自分の名前を覚えてもらえます。編集長は論文が好きでたまらない

ので，「日本，自治，松原」ならば，まあそれほどバカなことは書かないだろう，程度には覚えてくれます。編集長に「バカではない」（利口だと思われずとも）と思われたらしめたもので，前回アクセプト論文と同程度 significance 論文ができたら，その同一雑誌へ投稿します。同一雑誌へ 10 編も受かったらしめたもので，ここを主戦場と決めて集中的に利用します。ただ，大事にしている雑誌へ，garbage paper を投稿しないこと。garbage paper の共著者にもならぬこと。これまでの信頼が一気に失墜します。

　ここらで終了します。私は投稿雑誌選択に非常に苦労してきました。論文を書き始めて 20 年くらいかかって，「このケースレポートはここへ投稿」と判断できるようになりました。雑誌編集方針は動きます。投稿規定を読んだだけでは，裏まではわからない。ここに書いてあることを参考にして，事務的時間を極力節約し，「投稿雑誌どんぴしゃり」を目指してください。

―――――― まとめ ――――――

　投稿雑誌の決定は，
1. ケースレポートをたくさん掲載してくれる雑誌を狙う。
2. 引用や References は論文投稿の最終段階で当該論文指定様式に合致させる。論文作成途中では細かいことに時間を使わない。まずはハーバード方式で引用して，最後に一気にバンクーバー方式に変換するのも手
3. 投稿―決断（submission-decision）interval が短く，reject でも有意義なコメントがもらえる雑誌が良い雑誌
4. 投稿雑誌は current active writer（現在進行形でたくさん論文を書いている人）に決めてもらう。
5. current active writer と知り合いになり，雑誌への助言がもらえる関係を築く。アンテナは高く。
6. 「最初は試しに最高 IF 雑誌へ投稿」をしない。

7. 雑誌によって「好きなテーマ」「受けてくれそうなテーマ」があるのでそれを利用する。
8. IF にあまり拘泥しない。PubMed journal であることには拘泥する。
9. 相性の良い雑誌をみつけたらそこへ集中的に投稿する。ただし，その「大事にしている雑誌」へ garbage paper（ゴミペーパー）を決して投稿しない。

＊＊＊

エッセイ　論文は憧れ

　1986年から2004年まで19年間電顕研究をし，そればかり考える時期が続いた．時間を使い過ぎたとも思うが，医学を見渡す眼力がつき，medical writingの楽しさも知った．1987年に第1英語筆頭論文を出し，これまでに短いものも含めて約130編の筆頭英文を書いた．第1論文にまつわる話をする．

　師匠は学問的に厳しい方だった．方法論は詳細に教えてくださったが，テーマ・仮説設定・論文作成は，研究者自身がすべきとのお考えで，教えてはくれない．

　胎盤酵素の存在を突き止め，初めて英語論文を書き師匠に提出した．数日で校正してくださるはず，ことによったら明日にでも投稿，と皮算用した．が，1週，2週待っても師匠は何もおっしゃらない．3週，4週，何もいわれない．大学院の研究専念期間もそろそろ終了だ．あせった．「論文をみてくださいましたか？」と師匠（教授）に尋ねるなど論外である．

　電顕室を最後に出るのはたいてい私だった．その日は深夜で，研究室には私しかいない．教授室の向かって右に机がある．提出した論文は机の脇にあるはずだ．「あずかっておく」といってそこに置いたのを確かにみた．論文はまだそこにあるのだろうか？　紛失されたのではないか？　私の論文の上に別の者のが積まれてしまい，私のが後回しにされているのではないか？

　私はしてはならないことをした．教授室に入り，「その場所」を確認した．無断入室したのだ．論文は，私のはさんだメモの位置もそのままに「そこ」にあった．チェックした形跡はない．数日後「ドイツの雑誌へ投稿するように」と指示された．この論文は，Histochemistry and Cell Biologyにアクセプトされた．

　1998年に定年退職なさるまでに，師匠は英文論文を多数校正してくださった．いつも1週以内だった．なぜ，あの第1論文だけpendingになさったのだろう．暇がなかった．忘れていた．第1論文だから待つ意義を教えた．わからない．師匠には足を向けて寝られぬほど感謝しているが，あの論文を待つ1カ月は辛かった．

　それもあって，私は依頼されたら即座に動く．医局員は，抄録やパワーポ

ントをメールしてくる．すぐ校正する．夜自宅へ送られてくることもある．起きているかぎり当日中に済ませる．興奮して寝つけないがかまわない．毎年，英文 30 〜 40 編程度を査読している．「待たされる辛さ」を知っているので，翌日には査読所見を出す．研究になりそうなテーマをみつけると，黒板に書いて皆にアイデアを分かつ．具体性を持たせるために，英文論文骨格（structure）を書いてしまい，渡すことも多い．勉強本体にたくさん時間が使えるように手助けしている．

私のやり方が後輩のためになっているのか，それとも師匠のように全部各自にまかせたほうがいいのか，私にはわからない．どちらのスタイルをとるにせよ，25 年前に私が歩んだ道に比し，英文添削サービスやネット投稿のおかげで，論文作成はずっと容易になった．

自分の名前を冠した英語論文が出たらどんなに素敵だろう，でもそれは叶わぬ夢かもしれないと感じていた 1987 年．論文は憧れだった．4 週もただ待ち続け，師匠の部屋に侵入してしまった．そうしないではいられなかったあの頃．論文は片思いの初恋だった．初恋成就への手伝いは以前より整ってきている，が……

論文への「憧れ」は失せていないか？　難行苦行を乗り越えた末の，あの爆発的な喜びが忘れられていないか？

学問への憧憬．論文への憧れ．時代を経ても失ってはならない大切な部分だと思う．老いらくの恋でいい．初恋の，片思いの心を忘れないでいたいと思う．

（自治医科大学産科婦人科学講座 2012 年
同門会報への掲載を加筆改変）

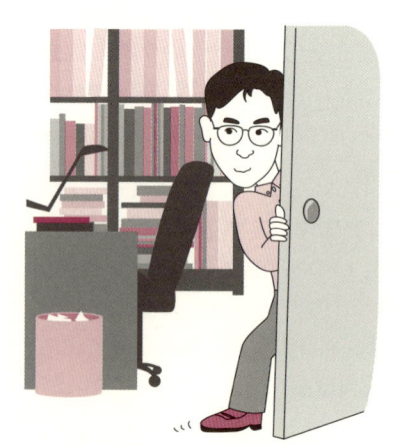

12. FAQ：Reject されたら，revision 要求されたら，査読依頼されたら？

　前の章では投稿雑誌の選択法について詳しく学んだ。今回は，reject されたら，revision 要求されたら，そして査読依頼されたら，について述べる。「査読依頼」はまだ関係ないなどといわずに一読ください。査読側事情を理解すれば，ケースレポート作成・投稿がスムースになる。今回も FAQ 方式でいきましょう。気楽に読み進んでください。

> **Q** reject されてしまいました。IF の低い雑誌へ横滑りさせていいでしょうか？

A
　二つの雑誌が同じ範疇雑誌(ここでは general obstetrics and gynecology)ならば OK です。文献引用スタイルは OK か，UK English 限定を要求していないか，文字カウント制限で差異がないか，などを確認して，第2雑誌のスタイルにきちんと合致させてください。第2雑誌の編集長に「横滑りさせたな」と思われないように，「あなたの雑誌が好きでぜひ受けてもらいたくて書きました」という雰囲気を醸し出して横滑りさせます。
　第1雑誌において査読者が指摘した点があり，それが妥当ならば盛り込みます。理由は，1)多くの場合，査読所見を盛り込むと論文の質は向上する，2)第1雑誌査読者に再度論文が廻るかもしれない，です。
　IF 2 の雑誌で落ちてしまったものを IF 4 へ投稿しても無理です。が，IF 1 で落ちたものを 1.5 へ投稿して受かってしまうことは，しばしばあります。ですから「IF の低い」の部分は必ずしも正しくなく，「IF が近似している雑誌」へ横滑り投稿しても OK だと思います。IF は棒高跳びバーの高さほどにはあてになりません。

ヨーロッパの雑誌は編集長の力が強い．私が最近，ドイツの journal へ投稿した論文は，査読 2 名からそれぞれ major revision, reject と判定されました（文面からわかります）．が，「revision なし 1 発合格」しました．編集長の letter には「査読者 2 名の査読所見は厳しいが，この論文はアクセプトする」と書いてありました．1 文字の変更もないアクセプトです．査読者所見よりも私のオリジナル論文のほうが勝っていると編集長が判断した．編集長との相性も重要です．

> **Q** reject 通知が来たその日のうちに別 journal へ投稿する人がいると聞きましたが？

A
　はい．私は，たいてい当日か翌日に第 2 雑誌へ投稿します．そのようにしている仲間がたくさんいます．ただ，注意点は，

1）前にも述べましたが，第 2 雑誌の投稿規定に合致させてください．1 文字の間違いもないように．特に「引用」「文献」に注意．Covering letter も横滑り OK ですが，間違っても「第 1 雑誌の編集長の名前や前の雑誌名をそのまま書いたり」しないでくださいね．ジョークになってしまいます．

2）第 1 雑誌の査読者意見を取り入れて大幅に変化させたいならば，当日投稿は無理です．書き直して再度英文添削をかけてから再投稿します．余程英語に自信がある場合以外は，必ず再投稿においても英文添削をかけること．後から追加した文章や変更部分が，もともとの「添削済み」部分から，浮き上がってみえることが多いです．追加部分の文法自体は正しくても，そういうものです．

3）「同じ範疇の次善雑誌か同程度雑誌」ならばこれで OK です．が，「別の範疇の雑誌」に投稿するならば全文書き替えです．UAP の論文を，産婦人科雑誌ではなくて，超音波／外科／僻地医学の雑誌へ出す．ならば，

全部つくり直しです。known, unknown, problem から, structure は全部つくり直しです。増築でなく，新築に近い改築なので「新築そっくりさん」程度の改変が必要です。この場合には，翌日再投稿など夢のまた夢で，新規論文とみなしてねじを巻き直します。ここらについては，これまでの連載で繰り返し述べてきました。ことに「7. Introduction はミニ 3 段論法」の章の「投稿雑誌に応じて known の間口は変化させる」あたりに，詳細に述べてあります。忘れてしまった方は，御参照ください。

Q revision 要請がきました。査読所見を全部盛り込まねばならないのですか？

A
Half yes, half no.
　基本的には査読者の要請を入れたものを作成してください。多分どこにも書いていないコツをこれから書きますから，どうかお聞きください。2 人の査読者から色々注文があってそれらに応じて原文を変化させるとして：

1) 変化させた部分は「第 1 査読者の注文へは赤で」「第 2 査読者の注文へは青で」「それに伴って structure を正すために自分で変化させた部分は緑で」と書いて，変化箇所を明示します。編集長だけでなく，2 人の査読者に，赤青緑の意味がわかるようにする。変化部分を全部赤字，または underline 表示で書いてしまう人が多いですが，赤，青，緑，と使い分けたほうが査読者・編集長に対して圧倒的に friendly であり，アクセプトチャンス大幅増加です。ことに，「緑」は有効です。微細事項ですが，青は「濃い青」，緑も「濃い緑」です。薄い青・緑はとても読みにくい。「査読者 friendly に」とは，そこまで気配りしてほしい，ということです。

2) 多くの場合，revision 要求を入れ込むと volume が増加してしまう。字数制限にひっかかることが多いが，「直せといって直したのに字数オーバーだから失格」という事態はまずない。編集長への手紙の中で，「こういうわけで文字数がオーバーしてすまない」と書きます。査読者への response にはこのことは書く必要はありません。

3) 査読者 2 名が相反する要求をしてきた場合。例えば，一方が「ここは全部削れ」で，他方は「そこを膨らませろ」。両者を同時にとり入れることは不可能です。普通は，査読者が相反する要求を出してきた場合には編集者が「査読者 1 に従え」と書いてきてくれる。ただ，何も指示をしてこない場合には「自分が信じるほうを採用すればよい」。そして，逆らってしまった査読者に対して，なぜそうしたかをきちんと述べる。「査読者 2 (あなた) はここを膨らませるようにとアドバイスくださいましたが，もう一方の査読者は同部分を全部削るように要求してきています。論文全体の context を熟考しましたが，当該部分は context から外れていて，また revision によって論文全体が約 20%長くなっており，この部分は削りました」と査読者に書き，その旨を編集者にもわかるようにしておきます。こうしておけば，「詳しく書け」と書いた査読者 2 は，「目にみえないもう一方の査読者 1 との議論にも打ち勝つ必要がある」ので，「でもやっぱり俺の意見を入れろ」とまではいわないものです。とにかく，正直に書けばよろしい。

4) 査読者が見当はずれの要望を出してきた場合。次に述べます。

> **Q** 査読者が見当はずれの要望を出してきた場合にも全部従うべきでしょうか？

A
「見当はずれ」には二つの場合があるので，分けて述べていきます。

見当はずれその 1：

　査読者の「読み間違い」や「事実誤認」の場合。対処は簡単です。できるだけていねいな言葉で「あなたの査読所見は事実誤認です。何ページ何行目に書いてあるように，あなたのは事実誤認」。私は気が弱いので，「当方の書き方にも不明確な点があったので，読者 friendly にする意味でどこそこへ 1 行を新たに添加しました（赤字）」などと書いておく。これで完璧です。卑屈かな，とも思うが，受かるためだ，我慢しよう。査読者は善意のボランティアですから，間違えた査読をしても責めたりしないようにしましょう。

見当はずれその 2：

　査読者がケースレポートの本質を理解しておらず，「UAP の治療とその限界についても記述すべき。教育的な見地から」などと書いてきた場合。このレポートは，「UAP の症状・所見が産褥出血ではなく骨盤内マスだった」が新規。そこ 1 本へきれいに直球を投げ込んだわけです。UAP の治療と，さらにはその限界なんて，ここでは全然関係ない。治療は教科書通りに，塞栓術が奏功しており，そこには新規性はない。治療については教科書か UpToDate をみてくれ。新規性のないことは述べてはいけないのが決まり。論文を短くすべきなのに，この査読者は「教育的」のことばを使って，間違った要望を出してきている。

　こんな場合は本当に「めげる」。本書の該当部分をコピーして「査読先生のアドバイスに従うと，新規性以外の部分にページを割くことになり，"ケースレポート内に教科書的記載をしてはいけない"の原則に違反します。だから従いません」と書いてもいいくらいだ。が，査読者へけんかを売っても得るものはない。仕方がないからこうする。ほんの数行だけ「治療・治療限界」について触れる。そして，「文字数制限もあり，治療についても記述しておきました」などと書いておくのが無難。これも相当卑屈であり，公表してもいいかどうか迷った。が，アクセプトされなければ，世

界へ発信できない。我慢しよう。

　査読者にこれをやられると，「二つわかった法」できれいにでき上がっている原稿に，「醜い添加や structure 崩し」を強いられることになる。綿密に計算した設計図，それに基いて釘も使わずぴたりとはめ込んだ context（建築完成品）が壊れてしまい，再度 structure を練り直さねばならなくなる。ベテランならば簡単に再構築できるが，著者としてはめげる。自分が査読者になった時には，気をつけよう。もっというと，編集者もそのような場合には，「査読 1 の第 5 番目の指摘は無視していいです」くらいいってくれればいいのだ。雑誌の首脳部に迎え入れられるようになったなら，学問に真摯であるばかりでなく，author friendly の観点も失わないようにしよう。自分が苦しんだ事柄を忘れずにいよう。

> **Q** revision 要請への cover letter と response の見本を教えてください。

A

　以下が典型的な cover letter と response です。このままを使用しても OK です。この手のものは類書に多数記載されているので，ここでは，私自身が注意している部分，オリジナルの部分だけを書き出しておきます。

Covering letter for R1 version

（A）To the Editor-in-Chief, Professor Geirsson Reynir Tómas, and
To the Associate Editor, Professor Jens Langhoff-Roos,

（B）Thank you very much for having considered our manuscript.（C）I am very pleased to see the favorable comments of both Reviewers. Reviewer 1 and 2 raised 4 and 5 comments, respectively.（D）I fundamentally agree with all these comments and incorporated them to the R1 version.（E）Red indicates the parts that I changed according to Reviewer

1. Blue indicates the parts that I changed according to Reviewer 2. According to these changes, I added some sentences to make the context clear, which are indicated in green. (F) I also deleted some redundant parts, which I described in the "Response" section. The native medical profession and I linguistically checked the manuscript once again, and I changed or deleted very small parts. (G) They are very trivial points (some words or a single sentence) and thus I did not indicate them to avoid complexity. (H) Otherwise, I did not touch the original manuscript.

(I) Due to the incorporation of Reviewers' advice, volume of the R1 version little expanded, and thus it a little exceeds the word-count regulation of your Journal. Sorry for this.

(J) I hope that you would evaluate this R1 version positively.

(K) Sincerely yours,
Shigeki Matsubara

Response to Reviewers

(L) Red indicates the parts that I changed according to Reviewer 1. Blue indicates the parts that I changed according to Reviewer 2. According to these changes, I added some sentences to make the context clear, which are indicated in green.

To Reviewer 1

(M) Thank you very much for giving me good advice. (N) I agree with all four advices and incorporated them to R1 version (red color).

1. (O) The figure 1 is not clear. Some mark may be needed to indicate

the swirling flow.

（P） I agree with you. I inserted "arrow" to indicate a swirling blood flow.

2. Describe the method how you have retrieved preceding articles regarding UAP.

（Q） I agree. I described how I retrieved the preceding article（page 5, lines 2-4 of the R1 version, in red color）

3. You advised me that "treatment strategy of UAP" should be described.

（R） I understand that treatment of UAP is an important issue.（S） However, in this manuscript, I focused to an unexpected finding （intrapelvic mass）and the importance of color Doppler in diagnosing UAP.（T）I must also take volume regulation into account.（U）So, I briefly touched "treatment strategy of UAP" in the last paragraph of Discussion section（page 5. Lines 12-14, in red color）.

4. 省略

Lastly, according to the changes mentioned above, I deleted some redundant sentences.

The deleted sentences are：

ここに delete した sentence を書く（page 4, lines 3-5 of the original version）.

などなど。

（V） I believe that incorporating your advice into R1 version has made the manuscript better. Thank you once again.

Response to Reviewer 2

省略。

説明

編集長と担当編集者への手紙

論文 title と author 名をまず書け，と書いてある成書も多数あるが，最近は電子投稿であり，編集長はだれからの手紙だかを取り違える可能性はないので，私は title と author を書いたことはない。The shorter, the better.

(A) Dear editor だけで終わらせない。編集長の名前と，もしも担当 associate editor の名前がわかるならば，必ず書くこと。これは "covering letter" であり，手紙だ。相手の名前を欠いた手紙は失礼です。

(B) まず論文を見てくれたお礼。しつこく書かない。

(C) pleased, favorable comments, と入れて，「結構良い査読所見だったんだな」と編集長に再度念を押します。ただ，厳しいコメントがきた時には，わざとらしいのでここは省略します。なお，著者が複数の場合でも，corresponding author の松原が手紙を書いているので，we ではなくて I で OK です。

(D) 結論を先に書く。Conclusion first. コメントは了解した，全部入れ込んだ，と結論を先に。

(E) 赤，青，緑，で改変部分を示した，と書いてある。これはかなり好感度高し。多数の査読をしている人は，査読後3カ月もたってから，「改訂版がきたから再査読してくれ」といわれても，自分が何を要望したのか忘れていることが多い。それで，全部赤で直されていると，何が何だかわからない。自分は青の部分だけみればいい，とわかっていれば時間大幅節約だ。

(F) 消した部分 (deleted parts) は本文に2重線消しマークなどで残さずに，最後に一括して示す。普通，査読者は「添加した場所」には興味を示すが「delete した場所には興味はない」ので。

(G) of を in に替えたとか，冠詞を定冠詞に替えた，など誰も興味はない。

そのような細かい事項を示す必要はない。ごちゃごちゃ書かない。
(H) 「要望されていない部分はいじらない」が原則。それを記載してある。ただ，(E)で示したように「緑」は「直接の要望ではないが，赤と青の変化に伴い直した」部分であり，「その緑以外は直していません」という意味であり，これも好感度増加の台詞。
(I) 「少し文字数が増加したが許して」と書いてある。今まで，「ダメだ」といわれたことは 1 回もない。
(J) 最後の挨拶のことば。これで十分。バカ丁寧は嫌われる。
(K) 手紙なので，決まり通りに書く。これを書かないでいい，と記載してある成書もあるが，書いたほうがいいと思う。何度も Shigeki Matsubara の手紙がくれば，名前を覚えてもらえるチャンス増大だ。

Response
(L) 赤，青，緑の意味をここに。両方の reviewer にわかるように書いておく。なお，reviewer 1 への response は reviewer 2 もみることができる。逆も真。だから，reviewer 1 の response の中に reviewer 2 の「悪口」「批判」を書いてはいけない。
(M) 査読者は本当に有り難い。きちんとお礼を書こう。ただ，しつこくはかかないこと。「今までに査読していただいたうちで最高の査読を賜り感謝しています」などと迎合的なことは書かない。
(N) 結論を先に。全部同意します。
(O) ここの部分に，査読者意見を全部コピペする人もいるが，私はそうしない。それをすると長くなる。査読者の要望をまとめて書き（つまり松原は査読者の要望をきちんと理解している，とわからせる），それに対して答える。
(P) できるだけ簡略に。やったことだけを書く。「よくみれば swirling blood flow はわかるのだが，当初のは読者 friendly ではなかった。そ

こでマークを入れた」などとごちゃごちゃ言い訳を書かないこと。
- (Q) 本文に PubMed でどんな検索語を入れて調査したか，などをごく短く書く。添加した文章を重複してこの response で示す必要は全然ない。査読者は長い response が大嫌い。
- (R) (S) (T) (U) ここは，書き方が難しいがこれで十分だ。「もっと教科書的な記載を書け」などと見当はずれな査読をしてきており，さらに編集者もそれを指摘していないような場合には，こうして対処すればよい。査読者に対して批判的なことは書かないこと。
- (V) お礼。このくらい軽いお礼ならば OK。しつこく書かない。査読者には yours sincerely は不要。blind review であって，最後まで reviewer に author 名を伏せたままのこともあるので。

> **Q** これまでに自分の論文を複数回掲載してくれている雑誌から査読依頼がきました。内容的には査読はできそうです。査読を受けたほうがいいでしょうか？

A
　チャンスです。受けてください。同一雑誌へ複数論文を出していると，その雑誌から査読依頼がきます。自分の専門範囲内ならば受けます。そして，できる限り良心的に，真面目に査読します。査読をしたから次回投稿で優遇されることは多分ないでしょう。が，当該雑誌から査読依頼がきたらチャンスです。なぜか？

　編集長に自分の名前を覚えてもらえるからです。私は，target journal から査読依頼がきたら，査読 agree ボタンを即座に押します。そして，していた仕事を中断してでも当該雑誌の査読をし，たいてい当日か翌日に所見を出します。編集長は，「遅い査読」が大嫌いです。編集長（者）にしてみれば，査読依頼をしたらその場で OK メールがきて，翌日出勤したらきちんとした査読がきていた。ハッピーでしょう。一番先にメールをみるのは編

集長ではなくて秘書ですが，編集長は松原の名前を忘れません。「自治の松原という人は確かにバカでない」とわかってもらえます。利口だと思われなくていい，バカではない，で十分です。編集長は真面目な査読をする人を手放しません。大事にします。

　私はごく最近（本稿執筆の前日），ある英国雑誌の編集長から「良い査読をありがとう」の個人メールをいただきました。投稿サイトからの正式コメントではなくて編集長個人からの私的礼状です。その最後に，「あなたは gold dust だ」と書かれてありました。正確なニュアンスはわかりませんが，gold dust＝砂金（探してもなかなかみつからぬ貴重品）と辞書に書いてあるので，「良い査読をしてくれる人は当雑誌には価値がある」程度の意味であり，ほめてくれていることは間違いない。この雑誌，私は現在 6 勝 2 敗（8 回投稿 6 回合格）です。投稿，査読をくり返し，編集長に名前を覚えてもらい，そこへ集中的に投稿するのが一番良いと思います。

Q 査読中ですが，よくわからない部分があります。どうしたらいいですか？

A
　わからない部分は正直にそう書いて OK です。いい加減な査読をすると減点になります。背伸びをしない誠実な査読をします。例えば「統計部分は自分にはよくわからないので，必要ならば，別の査読者の意見を聞いてくれ」などと正直に書いておきます。また，論文の significance（書いてあることは正しいが当該雑誌のレベルに合致するかどうか）が判断できないならば，これは最後の手ですが，reject, major revision, minor revision, accept のボタンを押さないで，自分の考えを正直に書きます。IF 5 の雑誌なら受からないが，IF 1 なら受かる，ということはしばしばあるわけで，受けるか受けぬかは編集長が判断してくれ，と書きます。その変わり，論文の長所と短所をきちんと書きます。

査読所見　編集長への手紙の例

Thank you for giving me a chance to look at this manuscript. I believe that this study has three strength；1)……2)……3)……. However, this study has five weaknesses, which I described in Comment to Author section.（論文の良い点三つをここに書いておく。一方，悪い点は五つあり，それは Comment to Author の部分に書いてある）。そして最後に，Thus, nothing wrong is written in this manuscript. I believe that the present findings will surely contribute to better understanding of pseudoaneurysm. However, I cannot determine whether this manuscript reaches high level of your Journal. I would like to leave it to your discretion whether this manuscript should be accepted in your Journal. Thus, I did not mark reject/accept in the format. Sorry for this.

などと書いておく。high level などと書いておけば，「自分の雑誌のレベルに合わせて accept でも reject でもいいんだな」と読む側はすぐわかります。あとは編集長が決める。背伸びをした査読をしない。誠実に書くだけです。

--- **まとめ** ---

1. reject されてしまい，次の雑誌へ投稿するなら，その雑誌の投稿規定にきちんと合致した作品にする。第1雑誌での指摘点はできるだけとり入れる。
2. 別の雑誌へ再投稿する場合，その雑誌が「別範疇」「別分野」ならば，元論文は大変更が必要。同一範疇ならば同日再投稿も可能
3. revision 要求され，査読者所見が妥当ならば全部を revision へ盛り込む。
4. 「査読者1への対応」「査読者2への対応」「査読者には指摘されていないが自分の考えで直した部分」の3カ所は，色を替えて（赤，青，緑など）

示す。赤一色や下線で"いっしょくたに"示さないこと
5. revisionに伴って文字数オーバーしたらその旨を編集長へのletterに書く。
6. 査読者間で相反する要求がきたら，「なぜ一方の査読者の意見をとり入れ他方のを捨てたか」を査読者全員と編集長とが理解できるように書く。
7. 査読者が見当はずれな要求をしてきた場合。事実誤認ならていねいに反論する。「教育的見地から膨らませろ」といってきて，その言い分が不当だと判断したら，数行だけタッチするとよい。査読者の面子はつぶさず，論文 structure は保持したままにせよ，という意味
8. 「お目当て」の雑誌から査読依頼がきたら必ず受け，良い査読をして編集長に自分の名前を覚えてもらう。
9. 査読は誠実に。判断できない部分は「判断できない」と正直に書く。

* * *

13. わかりやすい文脈構成　結論を先に！

　前の章までで，論文全体の structure を自分のものにできたことと思う。「全体」の次は「部分」をみていこう。査読者・読者が実際に論文を読む時には，段落(paragraph)を「一つの塊」とみて読み進んでいく。段落構成を明確に意識しないで，だらだら書いていたら良いものは書けない。"つれづれなるまゝに，心にうつりゆくよしなしごとをそこはかとなく書きつ"けていたのではだめだ。徒然草のような随筆ならそれでもいいが。

　医学論文では，「意図的に段落・文脈を構成させる」。今から，できる限りわかりやすく述べる。以下は奥の手であり，本当は開陳したくなかった。が，もう面倒だ。全部書いてしまう。

　実際のところ，この部分は「論文 structure」と並んで，日本人がもっとも苦手とする部分である。大学准教授クラスでも，これから記載することをよく知らずに，力ずくで論文を書いている人もいる。有能な査読者ならば，そこらは一発でわかる。それでは受かるものも受からない。ケースレポートは世界中から毎日山のように投稿されてきている。以下に記載する「書き方の決まり」を守らないものは一流誌にはまず受からない。

　本来，ここらは「国語」「日本語学」で学ぶべき部分なのだが，現在の学校国語では，これから述べることがきちんと教えられていない。文章については各自に持論があるだろう。随筆ならば各自お好みの文章・文脈構成を用いて書いてもいい。が，ケースレポート(医学論文)をアクセプトさせたいならば以下を守ろう。上手な文脈構成法を考えていこう。

原則1　結論：重要点を先に

　Put the first thing, first. もっと短く The first thing, first. これがコツの

すべてである。Discussion を使って説明する。

Discussion

第1段

（A）本症例で，以下2点が示された。（B）UAP では産褥出血を示さず，骨盤内マスを示し得ること。（C）Color Doppler は本疾患の診断に有用であること。

第2段

（D）UAP は産褥出血を示さず，骨盤内マスを示し得る。帝王切開時に子宮動脈壁が部分損傷された場合，損傷部位は血腫で覆われて一旦止血し，動脈瘤を形成するが，ある時点で瘤は破綻する。瘤は子宮腔側へ張り出すので，産褥出血（性器出血）を示す。以下略

第3段

（E）Color Doppler は UAP の診断に有用であった。以下略

英語例

Discussion

第1段

（A）The course of this patient provides two important clinical suggestions. (B)UAP can present as an intrapelvic mass and not postpartum hemorrhage. (C)Color Doppler is useful for the diagnosis of this condition.

第2段

（D）First, UAP can present as an intrapelvic mass and not postpartum hemorrhage. 以下略

第3段

（E）Second, color Doppler proved to be useful for the diagnosis of this condition. 以下略

段落ごとにみる The first thing, first

説明が一番しやすいので，まずは第 2 段からみていこう。

(D)「UAP は産褥出血を示さず，骨盤内マスを示し得る」

これが，この段落の結論。<u>結論文をその段落の頭に出す。この結論文のことをトピック文という。トピック文の後に，このトピック文を支持する文章群が続く。その文章群をコンテント文という。</u>

まとめ　原則 1

- The first thing, first.
- 段落の先頭に，その段落の結論を書く。その文章をトピック文という。

原則 2 「頭でっかち尻すぼみ」原則

コンテント文の配置は，重要なものから順番に並べる。純粋に重要度順に並べるとかえって文脈が掴みにくくなってしまう場合にだけ，"泣く泣く"「重要度順の原則」をあえて（意図的に）破る。

この例文にはあてはまらないが，トピック文の妥当性を，A，B，C，三つの先行論文を引用して論証したいとする。この場合に，ABC と発行年代順に並べることが多い。そのほうがわかりやすい場合にはそれでいい。が，わかりやすさに大きく影響しないならば，発行年代は無視して，トピック文を支持する強さ・重要度の順番に並べる。例えば，BCA の順に重要ならば，以下のようにする。

まず B（一番重要）の論文成績について一番大きなスペースを割いて紹介する。例えば診断方法についても触れながら，何人のうち，どれだけが産褥出血を示し，マス形成患者は認められなかった，などとスペースを割いて述べる。次に C（2 番目に重要）の論文内容について，それよりも少ないスペースで紹介する。最後に A（重要度最小）については「子宮全摘後の UAP においても，骨盤内マスを示し得るとの報告がある」などのように短くタッチするだけにする。<u>BCA について同じだけのスペースをあてては</u>な

らない。もちろん，この逆，つまり記載量を末広がりに増大させるなど，もってのほかである。

「頭でっかち尻すぼみ」の原則と名づけた。重要なものを先に（頭に）もってくる。重要な部分にはたくさんのスペースをあてるわけで，「頭でっかち」は考えてみればあたり前である。以前にも書いたが，「石田三成の三献茶」と同じだ。はじめはぬるいお茶をたっぷり，次が少し熱いのを半分，最後がうんと熱いのを少しだけ，である。ここではぬるい，熱いは，無視してほしい。スペースについて，始めはたくさん，それよりは少量，最後が1行だけ，という意味である。

まとめ　原則2　コンテント文の配置法則
- 重要事項ほど先に出し，それへの記載に多くのスペースをあてる。
- 三つのデータを引用したいならば，第1番目引用データに最大のスペースを割く。割くべきスペース量は「頭でっかち尻すぼみ」にする。

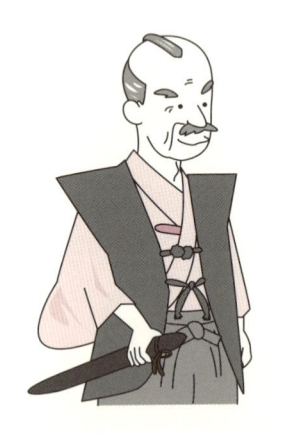

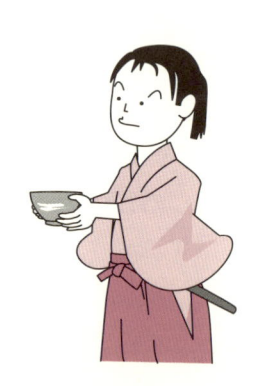

原則3　「文体を変化させない」の原則

　一つの段落についてのトピック文とコンテント文との関係が理解できたところで，第1段に戻る。

第 1 段
　(A)「本症例で，以下 2 点が示された」が第 1 段の結論である。つまり「二つわかった」と書いてある。これが「二つわかった」法である。その二つを説明しているのが(B)と(C)である。ここではトピック文は(A)で，それを説明するコンテント文が(B)(C)である。よくみてほしいのだが，第 1 段の第 1 コンテント文(B)「UAP では産褥出血を示さず，骨盤内マスを示し得ること」は第 2 段のトピック文(D)「UAP は産褥出血を示さず，骨盤内マスを示し得る」になっている。

　繰り返すと第 1 段は「二つわかった」と書いて，第 1 発見が(B)(第 1 コンテント文)，第 2 発見は(C)(第 2 コンテント文)と書き，(B)(C)をそれぞれ，第 2 と第 3 段のトピック文に据える。

　もう少し細かくみていく。また第 2 段に戻る。

第 2 段
　(D)「UAP は産褥出血を示さず，骨盤内マスを示し得る」。これが，この段落トピック文。
- (B) UAP では産褥出血を示さず，骨盤内マスを示し得ること。
- (D) UAP は産褥出血を示さず，骨盤内マスを示し得る。

　(B)に「こと」とついている点以外，(B)と(D)とは 1 字 1 句同じである。これでよい。もしも，
- (B) UAP では産褥出血を示さず，骨盤内マスを示し得ること。

と書き，
- (新 D) 産褥出血は UAP の特徴的所見だが，産褥出血ではなく骨盤内マスを示す UAP もあり得る。

と書いたらどうだろう？
　この(新 D)でも意味は同じだ。が，(B)は「UAP は，」が主語(主格；文頭のことば)なのに，(新 D)では，わざわざそれを崩して「産褥出血は」に変化

13．わかりやすい文脈構成　結論を先に！　　201

させてしまった。これでは読者は混乱してしまう。大事な文章はコピペする。同じ文章・文体で，つまり「UAP は」「UAP は」と同じ"もの"で文章を開始して畳みかけるのが効果的。これが大切なコツだ。「コピペしてはいけない」と勘違いしている人がいる。コピペ禁止なのは他人の論文内文章であり，今回自分でひねり出した文章は，繰り返し使う。そうすれば読者は否が応でも，そのメッセージを理解してくれる。

まとめ　原則 3
- トピック文にはいつも同じ文型・文体を据える。

原則 4「トピック文の文末は微細変化させるべきどうか考えてみる」の原則

トピック文はコピペせよ，と述べた。が，高等技術を述べていく。

第 3 段
　(E)「Color Doppler は UAP の診断に有用であった」。これがこの段落のトピック文で，これは第 1 段の第 2 コンテント文(C)「Color Doppler は本疾患の診断に有用であること」と同じ。文体も同じものを持ってきている。ただ，ここはよくみると微妙に違っている。
- (C) Color Doppler は本疾患の診断に有用であること。
「である」と現在形にし，
- (E) Color Doppler は UAP の診断に有用であった。
「であった」と過去形だ。
　ここは，文章を読んだ感じで変化させた。(E)の第 3 段トピック文を現在形で書くと，「現在形は絶対的真実を示す」ので，「常に正しいか」という疑問を招いてしまう可能性がある。単文でいきなり現在形がでてくると少し"びくっと"する。一方，(C)は，The course of this patient provides that " "という形で，意味上は複文の中身になっているので，現在形＝絶対的

202　論文作成 ABC：うまいケースレポート作成のコツ

真実，という程の強い感じを与えない．だから，(C)と(E)の時制(tense)は変化させた．もっとも，日本語ではtenseの正確性は要求されないから，そこまで気を遣わずともよい．いずれにせよ重要なのは，第3段の頭に第2発見(段落トピック文)を置き，それは第1段にでてきたものと"基本的に"同じものを据える，ということ．

まとめ　原則4
- トピック文にはいつも同じ文型，文体のものを据えるが，文末はデータの確からしさに応じて微細変化させてもいい．

ついでに述べると，tense微細変化については英語のほうが説明しやすい．
- (C) Color Doppler is useful for the diagnosis of this condition.
- (E) Second, color Doppler proved to be useful for the diagnosis of this condition.

と，"基本的に"同じものを持ってきている．が，第1段ではis useful, (E)ではproved to be usefulと少し表現を変化させた．その理由は，日本語の説明の通りで，もしも，(E)(第3段の頭のトピック文)に，現在形の単文がくると，やはり，「絶対的真実を述べている」ような感じがしてしまう．それであえて変化させてある．これも語感である．(E)もis usefulでかまわない，というnativeも多い．このあたりは英文完成最終段階でnative checkを受ければいい．私は，is useful, (proved to be useful), (tell me which is better?)と原稿に書き，nativeに決めてもらう．時制，冠詞，数字の書き方，この三つは難しいので，まずは適当に書いておき，nativeにチェックしてもらうほうが早い．文脈が良いとnativeは簡単に直す．文脈が悪いとnativeでも直せない．

原則 5「段落内にも第 1 第 2 第 3 がある場合には二つのテクニックを使う」原則

段落内に言いたい重要点が複数ある場合は？

第1段

(A) 本症例で，以下 2 点が示された。(B)UAP では産褥出血を示さず，骨盤内マスを示し得ること。(C)Color Doppler は本疾患の診断に有用であること。

第2段

(D) UAP は産褥出血を示さず，骨盤内マスを示し得る。

第3段

(E) Color Doppler は UAP の診断に有用であった。

英文

第1段

(A) The course of this patient provides two important clinical suggestions. (B)UAP can present as an intrapelvic mass and not postpartum hemorrhage. (C)Color Doppler is useful for the diagnosis of this condition.

第2段

(D) First, UAP can present as an intrapelvic mass and not postpartum hemorrhage.

第3段

(E) Second, color Doppler proved to be useful for the diagnosis of this condition.

「二つわかった法」では重要度の高い順に，「わかったことは，一つ何々，二つ何々」と第 1 段で書いてしまい，第 1 発見（重要度最高）を第 2 段の先頭に，第 2 発見（なんちゃって新規でも OK：重要度次善）を第 3 段の先頭に。そして英語ならば，それぞれの頭に First, Second と持ってくる，と繰

り返し書いてきた。

　では2段で記述したい内容が多い場合はどうするか？　二つ方法がある。
原則 5-1　「段落内述べ切り法」と「段落新規別立て法」の原則
　二つの方法とは「段落内述べ切り法」と「段落新規別立て法」（松原命名）である。
- 第1法（段落内述べ切り法）：段落内において，「三つの可能性がある；第1に，第2に，第3に」と全部書いてしまう方法。
- 第2法（段落新規別立て法）：第2段落の分量が多くなってしまう場合には第2段で「三つある」と書いて，うち，第1（First）だけをこの段落内に書く。そして三つのうちの残り二つ目と三つ目記述のために，それぞれ新規段落を立てる。

　第1法採用の場合も第2法採用の場合も，第2発見（Secondで始まるトピック文，Dopplerは重要だ，の文章）の文頭の書き方には少し工夫が必要だ。今から述べる。

"第1に" "第2に" 書き方のコツ
　第2段落で述べたい事項が三つあると仮定して，第2段を少し変化させる。
原則 5-2　「段落内述べ切り法」の原則
　第1法（述べ切り法）の場合
　第2段
　(D) 第1に，UAPは産褥出血を示さず，骨盤内マスを示し得る。なぜ骨盤内マスを示すのだろうか。三つの機序が考えられる。(D₁)第1に，動脈壁損傷部位が，子宮側ではなくて，骨盤側であった可能性。この場合，瘤が子宮腔方向ではなくて子宮から離れる方向へ張り出す可能性がある（この後で説明が長

く続く)。(D_2)<u>第2は</u>子宮動脈が子宮から離れて走行していた可能性。損傷動脈と子宮腔との間には相当な距離があるので，この場合には子宮腔には瘤が張り出さない可能性が高い(この後で説明が少し続く)。(D_3)<u>第3は</u>，骨盤内に感染症があり，損傷動脈壁が骨盤側から侵蝕されて，最終的に瘤が骨盤方向へ張り出してしまう可能性も想定できる。(この後で説明が続くが，短く)

第3段

(E) <u>第2に</u>，Color Doppler は UAP の診断に有用であった。

「骨盤内マスを示す機序が三つ考えられる」，と頭で述べて，その機序可能性を，第1は，第2は，第3は，と順序正しく述べてある。D がこの段落のトピック文で，D_1，D_2，D_3 は三つの最重要コンテント文。その三つを説明するのにまたコンテント文が続く。ややこしいが，D_1とそれに続く文章群をこの段落内の「一つの塊」とみなせば，D_1自体は「段落内トピック文」ということになる。

　少し脱線するが，このように，The first thing, first の原則は「Discussion 全体」，「段落の頭とそれに従う文章との関係」，および「段落内の塊」のいずれにもあてはまる。The first thing, first をあらゆる部分で局所再現させる。もう1回述べると，The first thing, first にするのは，

- 第1段で「二つわかった」と先ず述べてしまう。Discussion 全体の最重要事項(the first thing)をまず第1段に据える。
- 段落頭にトピック文を据え，その段落でいいたいことを先出し。(D)が最初にくる，という意味。
- 段落内塊でも，その塊の頭で，「塊の結論」を述べる。(D_1)がまず配置されて，その後で D_1 を説明・補足する文章群が続く。

　長大な論文で，D_1 の説明にも第1，第2，第3(X_1，X_2，X_3)と三つを要

するならば，上記と全く同じことを繰り返す。覚えるのが面倒な人は「その文章塊でいいたい内容を一文で表現して，それをその塊の最初に据える」，これだけ覚えておいてほしい。これだけ覚えておけば，なんとかなる。

　単純な論文ならば，小企業の組織図（社長，部長，課長）で3層構造。中等度ならば中企業組織図で（社長，部長，課長，係長）の4層。長大な論文ならば大企業組織図で中企業プラス（主任，班長）が入り6層構造だ。この場合，まず社長の名前（二つわかった），次が部長の名前（Aだ，Bだ），次が課長（Aの理由は三つだ　D_1，D_2，D_3だ），その次が係長（D_1係長），次が主任（X_1，X_2，X_3）。「塊」の大きさは異なりこそすれ，"その塊の「頭」には結論＝その塊のトップの名前"がくるはずだ。こうしておけば，町工場から日産自動車まで，会社（論文）構成は一目瞭然である。査読の観点からいえば，査読者は当該「頭の第1文」を集中的にみてくる，というわけだ。

　さて，ここまでわかれば，あとは自動的に理解できる。苦労して論文を書き，rejectされた経験がある方は，ここまで読んで「ピン」ときたはずだ。まだ論文を苦労して書いたことがない人は，書いてある内容は理解できても，「ピン」とまではこないだろう。が，それは仕方がない。長年，後輩の論文指導をしてきて，ここらあたりが一番弱い部分だと気がついた。そこで，しつこいのだが，3枚の図で再確認しておきたい。図10にはトピック文とコンテント文との関係を示す。図11では，トピック文，または「文章塊」の3層構造（部長，課長，係長）を示す。さらに図12では，それをさらに模式化してある。図11，図12とも会社組織図によく似ていることに注目してほしい。

　話を元に戻す。このままだと一つ問題が出てくる。（E）で再度「第2に」と書いてある。「第2に」が（D_2）と（E）とで2回出てきてしまった。その場合には，

```
Discussion
  第1段
    二つわかった ← Discussion全体のトピック文
      Aである ← 第1コンテント文
      Bである ← 第2コンテント文
  第2段
      Aである     第2段（この段階のトピック文）＝第1段のコンテント文
    その機序に三つある
      D₁の可能性がある ← 段落内の第1トピック文
      説明（長く） ← 上記のコンテント文群

      D₂の可能性がある ← 段落内の第2トピック文
      説明（短く） ← 上記のコンテント文群

      D₃の可能性がある ← 段落内の第3トピック文
      説明（うんと短く） ← 上記のコンテント文群
  第3段 Bである
      以上をまとめると，
        Discussion
          第1段    AとBだ
          第2段    Aだ，三つはD₁, D₂, D₃だ
          第3段    Bだ
```

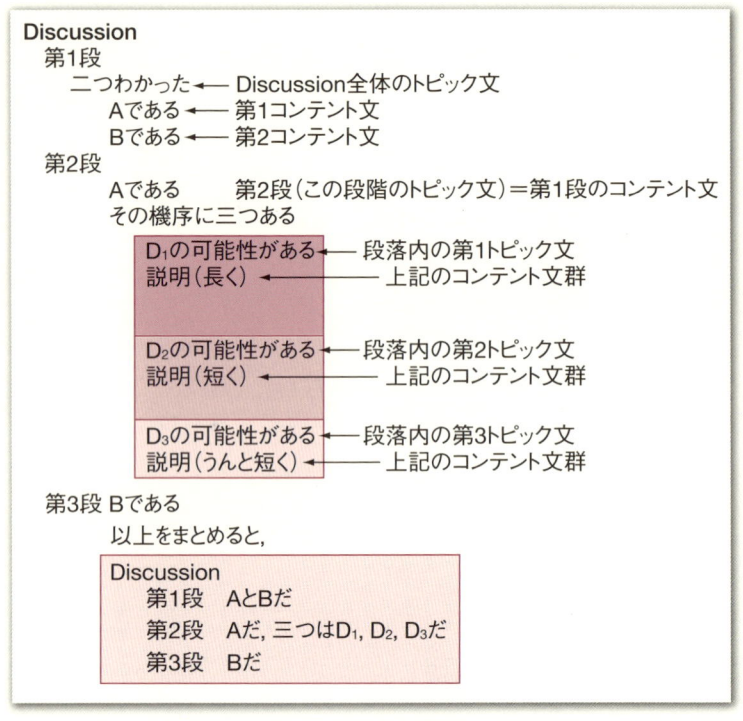

図 10　トピック文とコンテント文との関係（「段落内述べ切り法」の場合）

- (E)本症例で示された第 2 点は…ともってくるのがよい。

第 3 段

(E) <u>本症例で示された第 2 点は</u>，Color Doppler は UAP の診断に有用であったこと。

原則 5-3　「段落新規別建て法」の原則

第 2 法（段落新規別建て法）の場合

　今度は，第 2 法（段落新規別建て法：いいたい事項三つのうち二つを，それぞれ新規段落にする）を使ってみよう。すると以下のようになる。

208　論文作成 ABC：うまいケースレポート作成のコツ

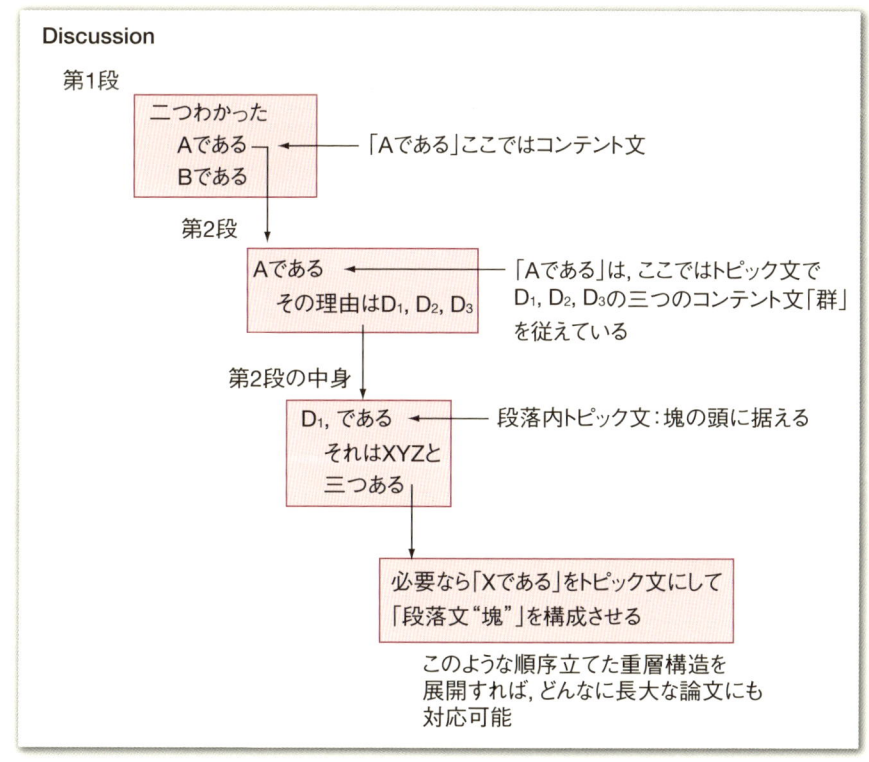

```
Discussion
  第1段
    ┌─────────────┐
    │ 二つわかった  │ ←──── 「Aである」ここではコンテント文
    │   Aである    │
    │   Bである    │
    └─────────────┘
  第2段         ↓
    ┌─────────────┐
    │ Aである      │ ←──── 「Aである」は，ここではトピック文で
    │ その理由はD₁, D₂, D₃ │      D₁, D₂, D₃の三つのコンテント文「群」
    └─────────────┘       を従えている
  第2段の中身    ↓
    ┌─────────────┐
    │ D₁, である   │ ←──── 段落内トピック文：塊の頭に据える
    │ それはXYZと  │
    │ 三つある     │
    └─────────────┘
                 ↓
              ┌──────────────────────────┐
              │ 必要なら「Xである」をトピック文にして │
              │ 「段落文"塊"」を構成させる            │
              └──────────────────────────┘
                このような順序立てた重層構造を
                展開すれば，どんなに長大な論文にも
                対応可能
```

図11 「トピック文」の3層構造

第2段

（D）<u>第1に</u>，UAPは産褥出血を示さず，骨盤内マスを示し得る。なぜ骨盤内マスを示すのだろうか。<u>三つの機序が考えられる</u>。（D₁）<u>第1に</u>，動脈壁損傷部位が，子宮側ではなくて，骨盤側であった可能性。この場合，瘤が子宮腔方向ではなくて子宮から離れる方向へ張り出す可能性がある。（この後で説明続く）

新規段落（新第3段）

（D₂）<u>第2</u>は子宮動脈が子宮から離れて走行していた可能性。損傷動脈と子

13. わかりやすい文脈構成　結論を先に！　　209

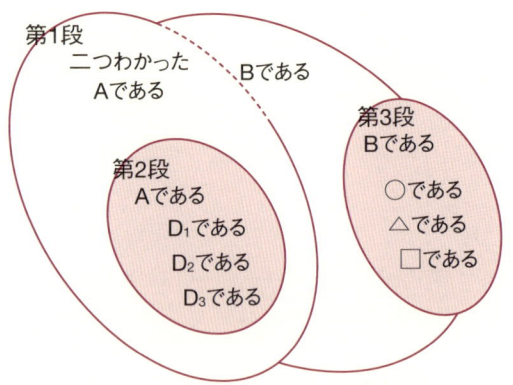

```
第1段
  二つわかった     Bである
  Aである
           第3段
    第2段     Bである
    Aである    ○である
    D₁である   △である
    D₂である   □である
    D₃である
```

図12 「全体」と「部分」の構成図

小さな塊の中でも The first thing, first が保持。すなわち「当該塊」のトピック文が必ずその「塊」の頭にくる。

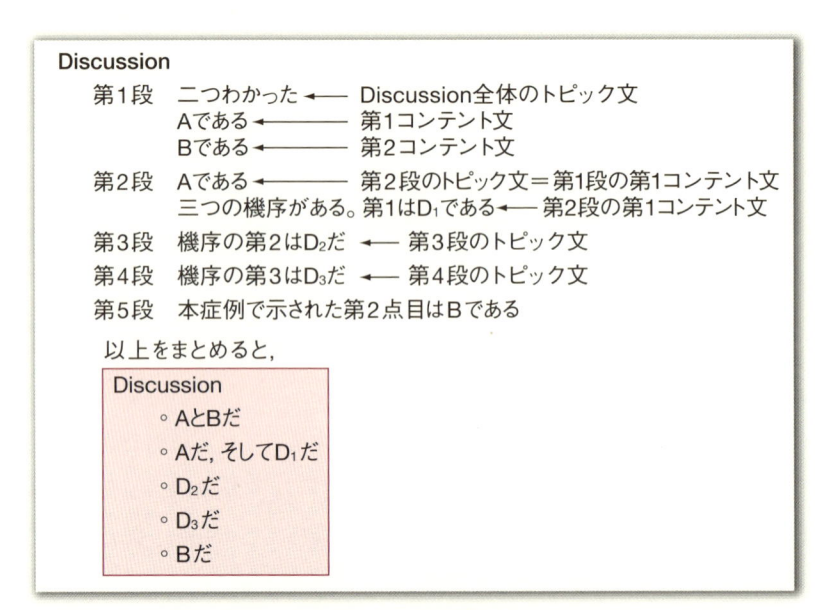

```
Discussion
  第1段  二つわかった ←―― Discussion全体のトピック文
        Aである    ←―― 第1コンテント文
        Bである    ←―― 第2コンテント文
  第2段  Aである    ←―― 第2段のトピック文＝第1段の第1コンテント文
        三つの機序がある。第1はD₁である ←―― 第2段の第1コンテント文
  第3段  機序の第2はD₂だ ←―― 第3段のトピック文
  第4段  機序の第3はD₃だ ←―― 第4段のトピック文
  第5段  本症例で示された第2点目はBである

  以上をまとめると，
  ┌─────────────────┐
  │ Discussion       │
  │  ○AとBだ         │
  │  ○Aだ，そしてD₁だ │
  │  ○D₂だ           │
  │  ○D₃だ           │
  │  ○Bだ            │
  └─────────────────┘
```

図13 トピック文とコンテント文の関係（「段落新規別立て法」の場合）

Aだ，D₂だ，D₃だ，Bだ。と一見対等に並んでいるが，Aだ，Bだが二つの柱で，D₂だ，D₃だはAの説明であり，重みが異なる。そのことがはっきりとわかる書き方をする「コツ」が本文に書いてある。

宮腔との間には相当な距離があるので，この場合には子宮腔には瘤が張り出さない可能性が高い。（この後で説明続く）

新規段落（新4段）

(D₃) 第3は，骨盤内に感染症があり，損傷動脈壁が骨盤側から侵蝕されて，最終的に瘤が骨盤方向へ張り出してしまう可能性も想定できる。（この後で説明続く）

旧第3段（新第5段）

(E) 第2に，Color Doppler は UAP の診断に有用であった。

第2段の三つの説明が長いならば，当然このように新規段落を作ることになる。が，(D₂)(D₃)(E)の第2，第3，第2がパズルのように入り組んでいる。わかりにくい。このような場合には特別な工夫が必要だ。「何についての第2なのか」を示してやる。

- (D₂)第2の可能性は
- (D₃)骨盤内マスを示す第3の可能性は
- (E)本症例で示された第2点は

などと書く。

最終形は：
- (D)第1に，UAP は産褥出血を示さず，骨盤内マスを示し得る。なぜ骨盤内マスを示すのだろうか。三つの機序が考えられる。(D₁)第1に，動脈壁損傷部位が，子宮側ではなくて，骨盤側であった可能性。以下略
- (D₂)第2の可能性は子宮動脈が子宮から離れて走行していた可能性。以下略
- (D₃)骨盤内マスを示す第3の可能性は，骨盤内に感染症があり，損傷動脈壁が骨盤側から侵蝕されて，以下略

- (E)本症例で示された第 2 点は，Color Doppler は UAP の診断に有用であった点である。

　関係を図 13 に示す。図 10 と比べてみてほしい。D_2 と D_3 とが「A だ」の説明であること，すなわち，D_2 と D_3 とは「B だ」よりも「格落ち段落」であることを明示する必要がある。それで上に示すような「枕言葉」が必要になる。
まとめ　原則 5
　段落内で述べたいことが複数ある場合には，二つの方法のどちらかを使う。
- 段落内述べ切り法
- 段落新規別立て法

原則 6　「内容が複雑な場合には段落枕言葉を工夫する」の原則
論文内容が込み入っている場合のテクニック
　もしも，今回発見事項が四つで，first, second, third, fourth で段落が始まるとしよう。その first の段落内も first, second, third と三つが書いてあるとしよう。そうなると「この third は何についての third だっけ？」と読者は混乱してくる。そこで，以下のようにする。「•」は新しい段落の開始第 1 文（トピック文）を示す。

> - まず第 1 に…可能性 1 までこの段落内に書く(<u>第 1</u> の可能性は…)
>   - マスを示した可能性の<u>第 2</u> は，
>   - なぜ子宮内ではなく骨盤内マスを示したか<u>第 3</u> の可能性は，
> - 本症例で示された第 2 点は…
> - 本症例が示した第 3 の臨床的重要点は…
> - 本 UAP では骨盤内マスを示したが，本例が示す第 4 の臨床的重要点は…

　以上が「話が込み入った」場合によく使う手だ。第 1，第 2，第 3，第 4 と「四つわかったことがあったならば」，このように，「本筋四つ」の第 1〜4 を明示する(色文字)。1〜4 のうちの 1 についてまた三つ説明があるならば，上記のように，「何についての第 3 なのか」を明示しておく(下線文字)。上の例では合計 6 段落を使っている。

　ここで注意してほしいのは，後へ行くほど，「何についての第○番の説明です」の枕言葉が長くなっている点。込み入った論文になると，「第 3」が，「第 3 発見の記載」(色文字)なのか，「第 1 発見の第 3 説明」(下線)なのか，わからなくなってしまう。だから，後ろへいくほど，枕言葉を長くして，「何についての第 3 を書いているのか」，読者の記憶を引き戻すようにする。

まとめ　原則 6
順位表示と枕言葉："番号制，後ほど長い枕言葉"の原則

- 発見に番号をつけて first, second…と書き，その個々の発見の説明についても first, second…と書き，後ろへいけばいくほど，枕言葉を長くする。これは，「石田三成の三献茶」とは逆だ。もっとも「茶の熱さ」が後ろ

13．わかりやすい文脈構成　結論を先に！　213

へいけばいくほど「熱い」という風に解釈すれば，「序数にかかる枕言葉は，後ろへいけばいくほどていねい（熱い）」なわけで，三献茶原則は生きているといえるかも知れない。

この手を知っていれば，長い複雑な論文にも自在に対応できる。
　いちいち「第1は」「第2は」と書かなくても，文脈が明確ならば，「番号」は全部落としてもよい。短くて主張点が少ない論文に，first, second としつこく書いてあると奇異である。ただ，論文を書いている段階では「わざとらしく」これを書いておく。そうすれば「絶対に脱線しないで済む」し「教科書的記載への誘惑を絶てる」ので便利だ。最終的に，番号を全部落としてしまうこともよくある。本当に構築がきれいな論文は，first, second など全部落とすことができる。

「番号制，後ほど長い枕言葉」の英文例
いずれも段落頭だけ書く。
第1段（まとめ；全体の結論；四つわかった）
　The course of this patient provides four important clinical suggestions.(1) UAP can present as an intrapelvic mass and not postpartum hemorrhage.(2) Color Doppler is useful for the diagnosis of this condition.(3)bla bla.(4)bla bla.

第2段（第1発見，その理由は三つ，三つのうちの1番目までここに書く）
　First, UAP can present as an intrapelvic mass and not postpartum hemorrhage. We can assume following three possible mechanisms for this phenomenon. First, bla bla.

第3段（第1発見の理由二つ目）：枕言葉少し添加

Second possible mechanism for having made intrapelvic mass is that...

第4段（第1発見の理由三つ目）：枕言葉少し長くなっている
Third possible reason why this patient showed intrapelvic mass instead of postpartum hemorrhage is that...

第5段 （第2発見） 枕言葉わずかに長い
The second clinical suggestion is that color Doppler proved to be useful for the diagnosis of this condition.

第6段（第3発見） 枕言葉さらに長い
The third clinical suggestion that this patient provided is that...

第7段（第4発見） 枕言葉最も長い
The fourth clinical suggestion that the present case provided here is that...

色文字は，発見4個についての番号であり，下線は第1発見の説明3個の番号である．もしも，第2発見にも長い説明が必要ならば，段落ごとにこの手を繰り返し使えば，どんなに複雑な構造の論文でもきれいに書くことができる．

要点は，ここでも，「発見は4個，第1発見の補足説明が3個」と，頭が整理できているかどうか？　につきる．自分が「わかっている」以上を文章化することはできない．まずは，このように頭を整理しておいてからケースレポートを組み立てる．

「段落内述べ切り法」と「段落新規別立て法」の別をきちんと意識して書

く。「枕詞，後へいくほど長くなる原則」を使う。この二つをきちんと理解して論文を書いている人は少ない。論文の名手といわれる人で，「結果として」そのような姿になっていることはよく目にする。意図的に，きちんと組み立ててあると，得点は非常に高くなる。経験からいうと，英文を書き慣れた native はここらをよく知っているようで，極めて明確なものを書く。

　余談だが，私は「枕詞，後へ行くほど長くなる原則」を使って論文を書いたら，「枕詞に重複があるから削れ」と命じられたことが，30 年間に 1 回だけある。「枕詞，後へいくほど長くなる」のだから，意図的に重複させている。もちろん，論文は The shorter, the better. だから余計な重複は避けるべきだ。が，この査読者は，今書いた原則を知らないわけだ。たまには，このような査読者にあたることもある。一方，ほとんどの査読者は，「段落内述べ切り法」「段落新規別立て法」「枕詞，後へいくほど長くなる原則」は，ことばで表現したり，意識してはいないまでも，そのような論文をみれば「優れている」ことはわかる。「段落内述べ切り法」が試用されており，きれいでよろしい，などと査読所見にはいちいち書いてないが，このような文脈・段落構成に査読者は相当な高得点を与えている。

　実際のところ，短い単純な論文ならば，どのような書き方を採用しても，ある程度のものは書けてしまう。1 人社長ならば組織図など不要，というのと同じ道理だ。が，伝達したい内容が豊富な論文では，上記の原則を知らないと損をする。中企業以上ならば，その交渉相手（読んでいる場所の全体における位置・意味）が誰だかわからない。まとまる交渉もまとまらなくなる。短い論文，単純な論文でも，まずはここに書いた原則を守って書いてみる。そして「くどい」部分は最後に全部落としてしまえばいいだけだ。

まとめ

1. 段落の先頭に，その段落の結論（トピック文）を書く。The first thing, first.

2. コンテント文は,
    - 重要事項ほど先に出し,それへの記載に多くのスペースをあてる
    - 三つのデータを引用したいならば,第1番目引用データに最大のスペースを割く。割くべきスペース量は「頭でっかち尻すぼみ」にする
3. トピック文にはいつも同じ文型,文体のものを据える。ただし,文末はデータの確からしさに応じて微細変化させてもいい。
4. 段落内で述べたいことが複数ある場合には二つの方法のどちらかを使う。
    - 段落内述べ切り法
    - 段落新規別立て法
5. 発見に番号を付けて first, second...と書き,その個々の発見の説明についても first, second...と書き,後ろへいけばいくほど,枕言葉を長くする(番号制,後ほど長い枕言葉の原則)。

＊＊＊

エッセイ　Conclusion first の功罪

　論文作成上一番重要なのは，conclusion first "結論を先に"だと思う。

　本書では，ほぼすべての部分でconclusion firstを採用してある。タイトルにはinformative titleを，第1行にはtopic sentenceをと，意図的にconclusion firstにした部分もあるが，わかりやすく書こうとしたら，結果的にそうなってしまった部分も多い。ネット普及で医学論文数は今後増加していく。Conclusion firstになっていない論文は，読んでもらえるチャンスを失うだろう。

　私は，日常生活でもconclusion firstである。生来がそうなのか，論文を書き続けてきたからそうなってしまったのか，が，前者の要素は相当ある。彼女に結婚を申し込んだ時もそうだった。「結婚してくれるか？」といきなりやってしまった。結婚してくれたのだから，conclusion firstは成功だったのだろう。が，常に成功とは限らない。

　失敗とまではいえないかもしれない。が，会議でも私はいつもこれをやる。まず，「賛成」「反対」と旗幟を鮮明にしてしまい，その後でなぜならば，と説明する。産科医療現場で，たくさんの情報を短時間で伝達せねばならぬ生活を長期間続けてきた。いきおい，話すスピードも速い。「反対」と開口一番ぶちかまし，その後で，第1に第2に，と理由をspeedyに述べ立てられたら，反対された当人は，気分はよくないだろう。しかも，私は長い会議が苦手で，たいてい私が口火を切ってしまう。その開口一番が「賛成」・「反対」なのだから，ストレート過ぎるかなと，自分でも思うが，性分はなかなか変えられない。

　さて，会議について。先輩に，組織で生き残る戦術（コツ）として，会議での作法を教えてもらった。「会議主催者の意図を察知し，議論動向を見定めて，主催者意図を"応援"する発言を少ししなさい」である。私にはこの戦術は似合わない。会議が多すぎる。長すぎる。腹探り合いをする時間はない。「賛成」「反対」「どちらでもない」を明示する。できるかぎり短時間で，趣旨を明確に伝え，衆知を統合する。論文と同じだ。こうしないと会議は終わらないと思う。

　Conclusion firstの失敗例もある。久しぶりに姪から電話がきた。知人が病気で医者を紹介してほしいとの主旨らしい。このような場合，時候の挨拶，

次に近況確認し，そこで本題にとりかかるのが世のならいらしい。こういうのがまどろっこしくてできない。「僕は何をしてあげたらいいのかな？」でいきなり開始してしまった。姪夫妻から不興をかったらしい。後日別の筋からそれを聞いた。私は依頼されれば，すぐ動く。この時も可能な限りをしたのだが，どうもこういう「人間関係」においては，conclusion first 一点張りでは円滑にいかぬこともあるようだ。

　Introductionは「原著は3段，ケースレポートは2段」などと分けて覚えるのが面倒だろうから，松原法と銘打って「ケースレポートはミニ3段」と「3段」にそろえて解説した。Conclusion firstも同じこと。論文はconclusion first，日常会話はconclusion lastなど，切り変えられるものではない。現役のうちはconclusion firstは論文だけでなく，生活の全局面で採用させていただき，現役から離れたら，いっそconclusionなど述べないくらいに，会話を楽しむ余裕を持てればいい，と思っている。Conclusion firstができれば，conclusion lastなど楽勝だ。No conclusionなんてもっと簡単だ，と思っている。

　夏のある日。軽井沢・堀辰雄別荘を眺めながら。

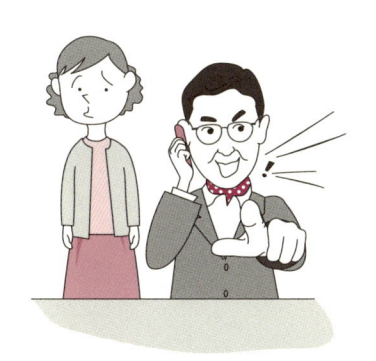

14. わかりやすい論文日本語

　今回は，論文日本語そのものについて考えていこう。「医学英語の書き方」は多数出版されているが「医学日本語の書き方」は私が以前出したもの，前書以外にはみたことがない。
　「正しい日本語」などない。が，「わかりやすい日本語」「気持のよい日本語」「（論文として）自然な日本語」は存在する。言語はその人の感性そのものなので「良い」「悪い」と一刀両断できない。が，まずは，「まともな日本語」で書かれていないケースレポートはアクセプトされないので，日本語に関して我をはっても得るものがない。以下を参考にしてほしい。まず悪い例を示し，それを添削していく。

悪い例（第1回目登場）

　31歳。1回経産婦。(A)家族歴，既往歴に特記事項認めず。(B)他院にて骨盤位にて予定的帝王切開を施行。産褥7日目，(C)骨盤内マスを呈し転送。左側方へ手術にて子宮切開部が延長し，術中に強出血したが出血部は(D)結紮止

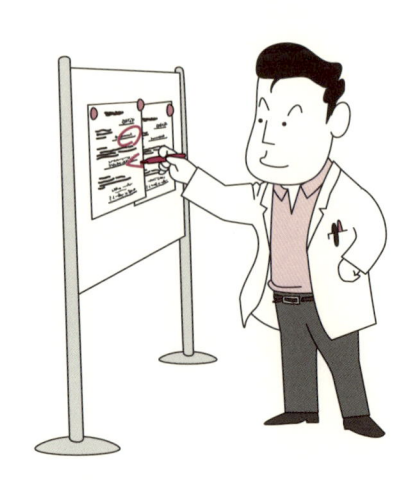

血を施行，とのカルテ記載あり。(E)術後経過は順調。(F)産褥 7 日目の退院前定期診察にて，骨盤左側に anechoic mass あり。(G)確定診断を施行目的で救急車にて当院へ転送となる。

　9 個の文章から成る。このような記述は非常に多い。これがスタンダードだと思っている若い先生がいるかもしれない。まず，この文章(群)が「なんだか変だ」と感じる感性がほしい。なぜこの文章が変なのか，今から説明していく。9 個の文章すべてが「変」だ。

14 のコツ

　前書では，「なぜ直されたの？　その日本語」2 章 24 ページを割き「うまい論文日本語」を詳細に解説した。その中でこう述べた。

　"医学論文には，独特の言い回しが存在する。これが医学「業界用語」(松原命名)である。「業界用語」を使ってはいけない。おそらく，昔の論文中に記載されていた「一見格調高い医学日本語」が模倣され，「業界用語」が定着してしまったのだろう(中略)。現代文の中に「天気晴朗なれども浪高し」が闖入してきたような違和感を覚える。「業界用語」を排除する必要がある(中略)。今後，医療は社会に向かってますます開かれていく。医療関係者以外が医学論文を読むチャンスが格段に増加していくだろう。医療者仲間内だけで流通していることばで書かれたものは，関係者以外の目に，奇異に映る。誰に読まれても，疑義を与えない平易な日本語で記述されたものがよい。新聞記事に使用されていることばで記述するのが無難であり，最もよい"

　「新聞記事に使用されていることばで記述するのが無難であり，最もよい」の部分は必ずしも真実でないことがその後わかった。本多勝一の名著「日本語の作文技術」(朝日文庫)では，「新聞記事を提示して，その悪い部分を徹底的に添削している」。新聞記事文章が万能，という点だけは前回の主

張をとり下げたい。

　それにしても「医学業界用語」はなくならない。むしろ増加・繁殖してきているように思える。「業界用語多用」傾向はケースレポートで著しく，査読では「言語を直す」時間が長くなってしまい，内容本体の吟味になかなか入れない。

うまい論文日本語 14 のコツ
　前書では「14 のコツ」を示した。**表 10** にその 14 を再度掲げておく。

本多勝一「日本語の作文技術」との比較
　14 のコツは私のオリジナルで，「日本語学」のような教科書をみずに，自分が体得したことだけを書いた。その後，本多勝一「日本語の作文技術」を精読した。14 のうちの，2)5)6)8)10)14)の六つについて，本多勝一が私と同じ主張を展開していることを知った。彼は，2)については「体言止めの下品さ」という章を設けて論じている。余程腹に据えかねたのだろう，「下品さ」と堂々と表題にしてある。痛快だ。前書で記述した 14 のコツは，私の独断ではなかったと自信を深めた。

　本多氏は，その前書きにおいて，以下を記載している。「私は名文章家ではない。日本語学を習得していない。言語学の観点からは必ずしも正しくない事柄が記載されている可能性もある。言語は流動的であり正しい日本語など存在せず，存在するのは"わかりやすい"日本語だけだ」など。この本多氏の記述は，私の記述とぴたり一致しており，すっかり気分をよくした。

✓ 添削してみよう
　ここでは，以上の 14 のコツを使って，「おかしな論文」「医学業界用語満載の論文」を添削していく。一緒に考えていこう。

　言語の添削・推敲は果てがない。添削後のものがベストだとはいわないが，参考にはなると思う。前書において，「"にて"を使ってはいけない」理由をしつこいくらいに記述した。重複出版になってしまうので，ここでは

表 10　うまい論文日本語 14 のコツ

1) 「にて」禁止
2) 「体言止め多用」禁止
3) 「検査を行った」ではなく「検査した」"動詞正々堂々の原則"と名づけた
4) 「となる」「になる」禁止
5) 修飾語は被修飾語の直前にもってくる
6) 「主語と述語の関係を明確にする」隠れた主語探し
7) かっこをはずす
8) 「短文で書く」長い文章は二つに分ける
9) 主語（文の頭）はいつも同じものを登場させ，それを繰り返し使う
10) 同一語尾反復を避ける
11) 文語的表現や演説調表現を避ける
12) 効果的な"半造語"を工夫する
13) 1 文字でも短くする
14) 書き上げた当日には投稿しない

前書ほどにはくどく述べない。もしも，「にて」を使っても変ではないと感じておいでの方がおられたなら，前書をご一読いただきたい。「なぜ使用してはいけないか」の根っこのところを前書に詳しく書いておいた。

　さて，「論文日本語のコツ」の結論は「医学論文でしか使われないような表現を使わないでほしい」。この 1 点のみである。

悪い例（第 2 回目登場）；新聞記事にすれば奇異さが際立つ

　冒頭に示した「悪い例」を再掲する。変だと思う部分に下線を引いてみよう。

　31 歳。1 回経産婦。(A)家族歴，既往歴に特記事項認めず。(B)他院にて骨盤位にて予定的帝王切開を施行。産褥 7 日目，(C)骨盤内マスを呈し転送。左側方へ手術にて子宮切開部が延長し，術中に強出血したが出血部は(D)結紮止血を施行，とのカルテ記載あり。(E)術後経過は順調。(F)産褥 7 日目の退院前定期診察にて，骨盤左側に anechoic mass あり。(G)確定診断を施行目的で救急車にて当院へ転送となる。

下線が引けないまでも，「何だか変だ」と感じる方は以下の部分は読み飛ばしてよい。「変ではない」「自分はこういうのを書いている」「変だといわれて不快だ」と感じる方は，以下をぜひ一読してほしい。奇異さ加減を際立たせるために新聞記事にしてみよう。「仮性動脈瘤」が新聞記事に登場する可能性は低いから，「覚醒剤中毒事件」をこれとそっくりの文体で書いてみる。今日の朝日新聞にこれが登場したらどう感じるだろうか？

　見出し：覚醒剤が検出：カマボコに覚醒剤？
　31歳。0回刑務所服役者。小山市在住。生活歴，職業歴に特記事項認めず。他都市にてカマボコ購入し調理を施行。食後2日目，気分不快にて病院入院となる。吐物から覚醒剤が検出。大量の胃洗浄にても覚醒剤が検出されたとのカルテ記載あり。胃洗浄後経過は順調。洗浄後2日目の診察にて，左ポケットに覚醒剤あり。覚醒剤がカマボコ内に混入していたのか，覚醒剤自己注射・服用なのかの調査施行目的で警察車両にて小山警察へ護送となる。詳しく参考人も交えた尋問が行われているところだ。

　カマボコを食べた人が吐いてしまい，覚醒剤が検出された。カマボコに覚醒剤が混入していた事故なのか覚醒剤中毒なのかがまだわからないが，どうも後者のようだ。一つ一つの文章の意味には疑義はないと思う。が，もしもこの記事が朝日新聞に掲載されたら，「気分が悪くなる」。皮肉めいて聞こえたら許してほしい。しばしば使用されている「医学業界用語」の醜さ・奇異さを際立たせたいのでわざと書いている。
　この文章群には18箇所下線がついている。ここが「違反部位」である。順番に，
　体言止め，文語，にて，何々を施行（動詞堂々に違反），にて，となる，体言止め，にて，文語，体言止め，にて，文語，何々を施行（動詞堂々違反），にて，となる，修飾語位置異常，何々を行う（動詞堂々違反），文語（ところだ，

無理な現在完了)。

14のコツのうちの，六つ，1)2)3)4)5)11)に違反している。だから，「変」だと感じる。このようなケースレポートを書いていないだろうか？

添削すると

もう1回悪い例を出す。まだ軽症な部類だ。ワンパターンの文章なので書くのが楽だ。さらにまずいことに，若い人は，「にて」「呈し」「施行」「massあり」「認めず」などと書くと，「ああ俺は論文を書いているんだ」などと感じてしまう。うっとりする人すらいるかもしれない。何を隠そう，実は私がそうだった。30年前の自分の論文をみると恥ずかしい。今，私が感じるその「恥ずかしさ」を後日感じないで済むように基本を理解しよう。

悪い例（第3回目登場）

おかしな部分には下線を引いてみた。

31歳。1回経産婦。(A)家族歴，既往歴に特記事項<u>認めず</u>。(B)他院<u>にて</u>骨盤位<u>にて</u>予定的帝王切開を<u>施行</u>。(C)産褥7日目，骨盤内マスを<u>呈し転送</u>。左側方へ手術<u>にて</u>子宮切開部が延長し，術中に強出血したが出血部は(D)<u>結紮止血を施行</u>，とのカルテ記載あり。(E)術後経過は<u>順調</u>。(F)産褥7日目の退院前定期診察にて，骨盤左側にanechoic mass <u>あり</u>。(G)確定診断を<u>施行目的</u>で救急車<u>にて当院へ転送</u>となる。

下線部を直してみよう

直した後の部分は 色網掛線 で示す。

「31歳。1回経産婦。」

これは体言止めであり本当は違反だ。「31歳の1回経産婦が…」と普通に書き出したほうがベターだが，この表現は慣用的に使われており，OKだ。

(A) 家族歴，既往歴に特記事項<u>認めず</u>。

「認めず」は文語。ふつうに「認めない」「特記事項はない」と書く。

→31歳。1回経産婦。家族歴，既往歴に特記事項を 認めない 。（正）

14. わかりやすい論文日本語

「認めない」でもかまわないが，「ない」のほうが短い。
　　→31歳。1回経産婦。家族歴，既往歴に特記事項はない。（正）
(B) 他院にて骨盤位にて予定的帝王切開を施行。（誤）
　　完全におかしい。
- 「にて」を使わない。「にて」は曖昧表現の代表である。
場所（自治医大にて），
方法（帝王切開にて），
理由・原因（骨盤位にて），
意味なし（天気晴朗にて），など。
なんでもござれの表現である。「明確に書く」を意図する医学論文では使用しない。「帝王切開にて児殿部損傷を認め」では「帝王切開の際に（ミスはないが）赤ちゃんのお尻の傷を発見した（場所や機会の"にて"）」のか，それとも「帝王切開のメスさばきが原因で（ミスで）そうなった（原因の"にて"）」のか判別できない。本文中の「他院にて」は「場所」で，「骨盤位にて」は「理由」である。
- 「施行。」と体言止めにしない。
　　→他院で骨盤位のために予定的帝王切開を施行した。（直したがまだおかしい）
「帝王切開を施行した」と書かない。「切開する」「帝王切開する」と動詞をそのまま使ったほうが短くてすむ。「切開を施行する」でなくて「切開する」にする。
　　→他院で骨盤位のために予定的帝王切開した。（正）
(C) 産褥7日目，骨盤内マスを呈し転送。（誤）
　　「呈し」が文語。「示し」にする。「転送」が体言止め。排除すべき。
　　→産褥7日目に骨盤内マスを示し転送された。（正）
　　左側方へ手術にて子宮切開部が延長し，（誤）
　　「にて」を使わない。「左側方」の位置がおかしい。

→手術の際に子宮切開部が左側方へ延長し，（正）
(D) 術中に強出血したが出血部は(D)結紮止血を施行，とのカルテ記載あり。（誤）

「止血を施行」がおかしい。「止血する」という動詞をわざわざ名詞化して，そこへ「行う」「施行する」とくっつけている。もって廻った表現だ。「カルテ記載あり」も文語である。「あり」で新聞記事が終了することはない。

　　→術中に強出血したが出血部は結紮止血した，とのカルテ記載である。（直したがまだおかしい。後で直す）

(E) 術後経過は順調。（誤）

体言止め禁止。

　　→術後経過は順調である。（正）

(F) 産褥7日目の退院前定期診察にて，骨盤左側にanechoic massあり。（誤）
「にて」禁止。「あり」文語は禁止である。

　　→(F)産褥7日目の退院前定期診察で，骨盤左側にanechoic massを認めた。（正）

(G) 確定診断を施行目的で救急車にて当院へ転送となる。（誤）
「診断を施行」動詞を名詞化してそこへ「施行」をくっつけている。
「にて」禁止。
「となる」禁止である。「焼き肉定食です」が正しくて「焼き肉定食になります」は使ってはいけない表現である。

　　→確定診断の目的で救急車で当院へ転送された。（正）
　　→診断を確定するために救急車で当院へ転送された。（正）

（正）をつなぎ合わせてみよう

　31歳。1回経産婦。家族歴，既往歴に特記事項はない。他院で骨盤位のために予定的帝王切開した。産褥7日目に骨盤内マスを示し転送された。手術の際に子宮切開部が左側方へ延長し，術中に強出血したが出血部は結紮止血した，

14．わかりやすい論文日本語　　227

とのカルテ記載である。術後経過は順調である。産褥7日目の退院前定期診察で，骨盤左側にanechoic massを認めた。診断を確定するために救急車で当院へ転送された。

　まだおかしい。この手の「おかしさ」は文章を一つ一ついじっていたのでは，克服できない。おかしな部分を短く指摘すると，
1）「他院で骨盤位のために予定的帝王切開した」の主語は「医者が」のはずだ。一方，次の文章「産褥7日目に骨盤内マスを示し転送された」の主語（主格）は「患者は」のはずだ。次の「結紮止血した」は主語がまた医者に戻っている。主語（主格）が文章ごとにくるくる入れ替わっている。
2）「とのカルテ記載である」もわずかに文語的で何となく変だ。
3）「診断を確定するために救急車で当院へ転送された」も少し変だ。「救急車」はdeleteできる。

　この三つを直してみよう。

さらに直してみよう
　今回直した部分だけを色網掛線で表示する。

　31歳。1回経産婦。家族歴，既往歴に特記事項はない。他院で骨盤位のために予定的帝王切開されたが，産褥7日目に骨盤内マスを示し転送された。カルテ記載によれば，手術の際に子宮切開部が左側方へ延長し，術中に強出血したが出血部は結紮止血した。術後経過は順調である。産褥7日目の退院前定期診察で，骨盤左側にanechoic massを認めた。診断を確定するために当院へ転送された。

　これでもまだおかしい。今度は内容を理解していないと直せない。どこがおかしいか？
　この患者は産褥婦で，今回「はじめてのお産」をした。医者が診察をしている時点では，赤ちゃんを産んで9日目なのだから，確かに「1回経産婦」だ。が，この「1回経産婦」が一番前に出てくると混乱する。「前にお産をし

ていて，今回2回目かな」と読む人も出てくる。頭で「1回経産婦」と出さないほうがいい。また，「カルテ記載」は全部落としたほうがいい。前にも書いたが「カルテに書いてあるか」「医者が申告したか」は重要でなく，事実だけを書く。さらに，「手術時に」「術中に」強出血したのは明らかだから落とす。「退院前定期診察」だが，「定期診察」なのか「当直医の趣味で診察したのか」は文意とは無関係なので落とせる。

文章を直し，言葉を多少前後したくらいでは，まだ明確な文章にはならない。

意訳してもっとわかりやすくしてみよう

全部を書き換えてみる。

最終形

31歳。家族歴や既往歴に特記事項はない。帝王切開分娩の産褥7日目（今回が初回妊娠・初回分娩）に，骨盤内マスが発見されて他院から転送されてきた。今回，骨盤位のために予定的帝王切開されたが，手術時に子宮切開部が左側方へ延長し，術中に強出血した。出血部は結紮止血した。術後経過は順調だったが，産褥7日目の退院前定期診察で，骨盤左側にanechoic massを認めた。診断を確定するために当院へ転送されてきた。（190字）

これは「1. ケースレポート事始め」，「5. ケースレポートのstructure」，「8. Case部分の書き方」に記載したものとほぼ同じである。もっと良くできる。上の文章では，これからdeleteする部分をdelete線で示してある。

再度悪い例（第4回目登場）もとの文章で最悪版

31歳。1回経産婦。家族歴，既往歴に特記事項認めず。他院にて骨盤位にて予定的帝王切開を施行。産褥7日目，骨盤内マスを呈し転送。左側方へ手術にて子宮切開部が延長し，術中に強出血したが出血部は結紮止血を施行，とのカ

ルテ記載あり．術後経過は順調．産褥7日目の退院前定期診察にて，骨盤左側にanechoic massあり．確定診断を施行目的で救急車にて当院へ転送となる．（169字）

14の規則で文章だけを直した例（字面だけ直したもの）

31歳．1回経産婦．家族歴，既往歴に特記事項はない．他院で骨盤位のために予定的帝王切開した．産褥7日目に骨盤内マスを示し転送された．手術の際に子宮切開部が左側方へ延長し，術中に強出血したが出血部は結紮止血した，とのカルテ記載である．術後経過は順調である．産褥7日目の退院前定期診察で，骨盤左側にanechoic massを認めた．診断を確定するために救急車で当院へ転送された．（176字）

本当の最終形

主語（主格）を「患者」に統一し，微細な部分を全部直した．

31歳．家族歴や既往歴に特記事項はない．帝王切開分娩の産褥7日目（今回が初回妊娠・初回分娩）に，骨盤内マスが検出され転送されてきた．今回，骨盤位のために予定的帝王切開された．切開部が左側方へ延長して強出血し結紮止血されている．術後経過は順調だったが，産褥7日目に骨盤左側にanechoic massが認められ，診断を確定するために当院へ転送されてきた．（164字）

最終形でもまだ不満足な点

1. 文字数は169→164と，ほとんど短くできていない．「悪い例」において「にて」「体言止め」がテンコ盛りである．この二つには「文字数を少なくする」力があるので，文字数は削減できなかった．
2. かっこ（今回が初回妊娠・初回分娩）が使われている．できればかっこははずしたほうが美しい．しかし，文意を明確にするという明確な意図があるならば，短いかっこに限り認めてもいいと思う．ここでは意図的にかっこを使った．

良い点　工夫した点

1. かっこを意図的に使って文意を明確化した．

2. 結論先出にした。「いったい何で自治医大へ来たんだ」を頭に書いた。「悪い例」をみてほしい。時系列の順番に書いてあり、「いったいどうした？」が最後の行をみるまで読者にはわからない。First thing, first をここでも使った。

添削者泣かせなのは

「文章だけを直した例」は添削者泣かせだ。決まりは守ってあるので、「内容がわかっていないと」「最終形」にまで直せない。このような「一見きれいな日本語」が、一番厄介で、直すのに時間がかかる。

「14 のコツ」は単に「技術・技能」の問題であり、覚えてしまえば誰にでもそれなりの医学文章はかける。ただ、「書きたいこと」をきちんと意識していないと、「文章だけを直した例」のようなものができあがる。これでも「悪い例」よりははるかにベターだが、中途半端なだけに厄介だ。

―――― まとめ ――――

1. 医学日本語 14 のコツを守る。
    1) 「にて」禁止
    2) 「体言止め多用」禁止
    3) 「検査を行った」ではなく「検査した」"動詞正々堂々の原則"と名づけた
    4) 「となる」「になる」禁止
    5) 修飾語は被修飾語の直前にもってくる
    6) 「主語と述語の関係を明確にする」隠れた主語探し
    7) かっこをはずす
    8) 「短文で書く」長い文章は二つに分ける
    9) 主語（文の頭）はいつも同じものを登場させ、それを繰り返し使う
    10) 同一語尾反復を避ける

- 11) 文語的表現や演説調表現を避ける
- 12) 効果的な"半造語"を工夫する
- 13) 1文字でも短くする
- 14) 書き上げた当日には投稿しない

2. 特に，「にて」「検査を施行した」「呈す」「認む」「帝王切開となる」などは使わない．

3. 「医者は」が主語なのか「患者は」が主語なのか，可能な限り統一する．少なくとも，文章ごとに「医者は」「患者は」「医者は」と主語が変化するような記述は避ける．

4. 14のコツに基き文章を「整えた」ら，次に一気に意訳して「自分が現時点で書ける最も明快な短いもの」に直す．「整えた」文章群がすでにあるからコピペすれば簡単に完成させられる．

5. 「この文章群が新聞に登場したらどうだろう」と考えてみる．

＊＊＊

15. 14のコツを使った論文日本語の修正法　演習に替えて

　前の章にひき続き，論文日本語そのものについて話を進める。14のコツに準じて考えていこう。

うまい論文日本語14のコツ（復習）

　表11に再度14のコツを掲げておく。

演習問題　直してみよう

1.「にて」禁止

　（誤）胸痛にて受診した妊婦に対して，経食道エコーにて解離性大動脈瘤と診断した症例を経験したのでここに報告する。

　「にて」は使わない。「ここに」「報告」不要。「対して」はどこにかかるのか不明。

表11　うまい論文日本語14のコツ

1) 「にて」禁止
2) 「体言止め多用」禁止
3) 「検査を行った」ではなく「検査した」"動詞正々堂々の原則"と名づけた
4) 「となる」「になる」禁止
5) 修飾語は被修飾語の直前にもってくる
6) 「主語と述語の関係を明確にする」隠れた主語探し
7) かっこをはずす
8) 「短文で書く」長い文章は二つに分ける
9) 主語（文の頭）はいつも同じものを登場させ，それを繰り返し使う
10) 同一語尾反復を避ける
11) 文語的表現や演説調表現を避ける
12) 効果的な"半造語"を工夫する
13) 1文字でも短くする
14) 書き上げた当日には投稿しない

（正）経食道エコーで解離性大動脈瘤が診断できた胸痛主訴の妊婦を経験した。

文章が短くなり，ここで言いたい主題「経食道エコー」が頭に出る副次的効果も生んだ。

2.「体言止め多用」禁止

（誤）患者は緊急受診。ショックバイタル。CT，MRI 施行。大脳基底部の大梗塞が存在。

体言止め4連続で奇異である。文語的表現も存在している。「皇軍はテニヤン奪取。第1飛行隊飛来。隊員意気揚々。」のような感じだ。

（正）患者は緊急受診時，ショックバイタルを示した。CT，MRI では大脳基底部に大きな梗塞巣を認めた。

3. 動詞正々堂々の原則（松原命名）

検査を行った→検査した

（誤）脳外科が検査を行い，手術を施行したが，術後は ICU で管理を施行した。

（正1）脳外科医が検査・手術し，ICU で術後管理した。

（正2）脳外科医によって検査・手術され，ICU で術後管理された。（主語を"患者は"に統一）

（正3）術後は ICU（で）管理された。（脳外科医と断る必要がないならば，ここで言いたいのは多分"ICU に入ったよ"だけなので）

4.「となる」「になる」禁止

（誤）脳出血の診断となり，脳外科で手術となったが，術後は ICU 管理となった。

（正1）脳出血の診断で脳外科で手術が行われ，術後は ICU（で）管理された。

（正2）脳出血と診断され，手術され，ICU で術後管理された。

（正3）脳出血の診断で手術され，ICU で術後管理された。

5. 修飾語は被修飾語の直前に

　（誤）大きな，メスによる，左子宮動脈の中膜損傷が動脈瘤の原因である。
　（正1）左子宮動脈中膜のメスによる大きな損傷が動脈瘤の原因である。
　（正2）メスによって左子宮動脈の中膜に大きな損傷ができ，これが動脈瘤の原因である。

　（正1）では，「左子宮動脈の中膜」を「左子宮動脈中膜」と一つの漢語にしてしまった。これも「の」を回避して文を短くするテクニックだが，漢語8字以上の連続は，人によっては奇異に感じられるから，よく考えてから採用する。

　（正2）は，長くなってしまうが，whichでつなぎ形式上2文に分けてしまうテクニックである。

　なお，修飾語を付ける時は「長い修飾語が短いものよりも先」「大きな状況が小さな状況よりも先」。後者は「アジアの日本の栃木の自治医大の産婦人科」のような感じである。「長いものが先」「大状況が先」と覚えておく。もっと短く，「長と大状況が先」である。

6. 隠れた主語探し

　（誤）MRIを直ちに施行したが，患者は造影剤アレルギーで死亡した。
　（正1）MRIが施行されたが，造影剤アレルギーで患者が死亡した。
　（正2）その患者にはMRIが施行されたが，造影剤アレルギーで死亡してしまった。
　（正3）脳外科医はその患者に緊急MRI検査をしたが，患者は造影剤アレルギーで死亡した。

　（誤）は，主語（主格）が，前半が「医師」（医師が施行）で後半が「患者」（患者は死亡）。

　（正1）は主語（主格）は患者にそろえてある。「された」と受け身になっている。

　（正2）も同じで，今度は「その患者には」と文頭で主格を明示した。

15．14のコツを使った論文日本語の修正法　演習に替えて

（正 3）は，and で 2 文をつなぎ，前は「脳外科医は」，後は「患者が」とわざと主語を違えてある。（正 3）では「脳外科医は」と書いてあり，この後で「放射線科医は施行に反対だったが，脳外科医は賛成であり……」のような文章が続く場合に，意図的に"脳外科医は"と明示する，そのような"伏線テクニック"である。特段の意図がない限り（正 3）のような，「主語（主格）が前節・後節とで異なる」文章を書かないこと。

7．かっこをはずす

（誤）経直腸エコー（13 歳で婦人科診察の経験がないので，直腸からプローベを入れて子宮形態を観察）検査では，子宮・卵巣は正常形態を示した。

（正 1）患者は 13 歳であり，通常の経腟エコーが使用できない。そこで，経直腸エコーを選択したが，子宮・卵巣は正常形態を示した。

（正 2）13 歳なので経腟エコー検査ではなく経直腸エコーで検査したところ子宮・卵巣は正常形態を示した。

かっこは，どうしてもかっこでないと表現できない場合，かっこが文脈理解を著しく助ける場合にだけ用いる。その場合でも，かっこ内文章は可能な限り短くする。私は，できるだけかっこを使わない。かっこを使わざるを得ない場合，「君には適切な表現が思い浮かばなかったね」と天の声が聞こえたような気分になる。

8．短文で書く

普通 12 ポイント明朝体だと 1 行は 38〜40 文字。80 文字以上の文章は 2 文に分けるようにしている。

9．文の頭には同じものを登場させ，それを繰り返し使う

これは「6. 隠れた主語探し」にも一脈通ずるが，6 とは別のことをいっている。

（誤）子宮動脈瘤は脳動脈瘤に比し，若年者に多いが，脳動脈瘤は破裂しやすく，血管攣縮も起こしやすい。

（正 1）子宮動脈瘤は脳動脈瘤に比し，若年者に多く，破裂しにくく，血管攣

縮を起こしにくい。

　（誤）では，前半は「子宮動脈瘤」が，後半は「脳動脈瘤」が「頭」にきている。わかりにくい。もしも疾患が二つでなく腹腔動脈瘤，脊椎動脈瘤と四つになり，四つそれぞれが，勝手に文頭に立ったなら読者はもっと混乱する。

　例文では，年齢，破裂，攣縮の三つの事象が書いてあるが，その順番は重要度順に書く。つまり，「年齢」の話がこの後で出るならば，「若年，破裂しにくく，血管攣縮少ない」で OK。もしも年齢ではなくて，「破裂」の話が主体ならば順番を変える。

　（正2）子宮動脈瘤は脳動脈瘤に比し，破裂しにくく，血管攣縮を起こしにくいが，若年者に多い。

　もしも，「子宮動脈瘤のほうが脳動脈瘤よりも疾患として良性だとの観点で述べてきて，ただし子宮動脈瘤は"若年に多くてこの点は重大（重篤）だ"」という context にしたいならば，

　（正3）子宮動脈瘤は脳動脈瘤に比し，破裂しにくく，血管攣縮を起こしにくいが，<u>一方</u>，若年者に多い。

　わざと，while，whereas を意識した文を採用する。

　このように，「一方」をいれるかどうかだけについても熟考する。文一つだけをみても，その善し悪しはなかなかわからない。文脈全体からみて善し悪しを判断する。

　一部重複して述べる。「何々は」で文章を始めたら，今回は「子宮動脈仮性動脈瘤は」だが，論文を通して可能な限りその言葉を頭に据える。頭に据えるのは，当然，今回の「トピック」で一番重要な「事柄」である。細かいことだが，

　（誤）<u>Williams（文献）は</u> 2,000 例の帝王切開後出血患者を調査し，そのうちの 10 例（10/2,000＝0.5％）に仮性動脈瘤を認め，「仮性瘤はそれほど稀な疾患ではない」と結論した。

（正）「仮性瘤はそれほど稀な疾患ではない」と結論した報告がある。2,000例の帝王切開後出血患者のうちの 10 例（10/2,000＝0.5％）に仮性瘤が認められた（文献）。

（誤）と書いた文章も少しも悪くない。ただ，文頭に「Williams は」と書いてあるので，読者は Williams が単に記号（論文を書いた人）なのか，それとも動脈瘤に Williams 分類があったかな，などと，いずれにせよ「Williams」に目がいってしまう。文章を全部読んだその後で，「瘤は結構たくさんあるんだ」という内容が把握できる。本当はそれではいけない。ここでいいたいことは「瘤の頻度はどうなんだ？」だから，「瘤は」と頭に置く。その後でそれを裏づける Williams の成績を持ってくる。Williams が有名でなく，この論文の文脈に影響しないならば，先行論文の著者名を出さないほうがいい（ことにケースレポートでは）。無批判的に Williams を出すと，情報量が多くなるだけであり，Williams がどうでもいいような人ならば，却って読者を混乱させる。

英文論文作成では，多分うるさくいわれていると思うが，「It is reported that とか It has been proved that 等で文章を開始しないほうがいい」，のと全く同じである。著者が伝達したいのは that 以下の内容なのに，読者は「報告されているんだ」「証明されているんだ」をまず先にみてしまう。よく考えれば，ここで解説していること：「大事な言葉で文章を開始せよ。その大事な言葉を終始一貫頭に持ってこい」は，"the first thing, first" そのものである。切り口を変えても，重要事項は動かない。

10．同一語尾反復を避ける

（誤）瘤は外側へ張り出してしまい，最終的に破綻してしまう。その場合には大出血を招いてしまう。

「しまう」3 連続であり，おかしい。その他，「だ，だ，だ」「である，である，である」の 3 連発。さらにまずいのは，普段あまり使用しない語尾の 3 連続，「なのである，なのである，なのである」「わけだ，わけだ，わけだ」

「ことになる，ことになる，ことになる」など。こういう凝った語尾連続は，いずれ書く文学作品のためにとっておこう。強調や受け狙いで，語尾3連発を使わない。

　（正）瘤は外側へ張り出し，最終的に破綻して大出血する。

11．文語的表現や演説調表現を避ける

呈した→示した，認めた

遭遇することがある→診療する機会がある

のであります→である，だ

取沙汰されている→議論されている

類似した事項をここで述べておく。

✓ 強調表現は全部落とす

きわめて稀な→稀な

極度に重症な→重症な

非常に意義深い→意義深い

驚くべきことに→（落とす）

意外なことに→（落とす）　真に，心の底から"意外"でその論文の中核ならば残してもよい。

なんと→（落とす）

実に明瞭な→明瞭な

完璧に明示できた→明示された

極めて強く示唆された→（強く）示唆された

極めて可能性が高い→可能性が高い

決して否定できない→否定できない

必ず検査すべきであることを忘れてはならない→検査すべきだ

弱過ぎる表現を使わない。謙譲もほどほどに

- 可能性を否定できない→可能性がある

cannot deny the possibility と，このように書くしかない場合もあるのだが，possibility を rule out (deny) できない，ではあまりに自信がなさ過ぎる。世の中に possibility を rule out できないような事象は非常に少ないはずだ。

- 関連性を否定しきれない→関連性が示唆された，関連している可能性がある

"関連性"自体が漠然とした表現である。Positive relationship, Negative relationship, inverse relationship と色々ある。私見だが，"風が吹けば桶屋が儲かる"のたとえ通り，生命現象は多くの場合，多少の"関連"はあると思う。その"関連性"を否定することは困難だ。

- 有用であると考えられた→有用である，有用である可能性が高い
- ドプラを採用すべきだと思われた→ドプラを採用すべきだ，ドプラ検査を考慮すべきだ
- 基礎データとして有用であると思われた→基礎データとして有用である

「基礎データ」の言葉自体が弱い。それが有用だと思われた，では論文として成立しない。「有用である」と現在形で堂々と書く。

現在完了（進行形）は使わない

現在実験を進めているところである→実験を進めている
新規術式開発に努めているところである→新規術式を開発中だ
全住民の健康増進を図っているところである→全住民の健康増進活動を開始した
今後，検討が待たれるところである→今後，検討すべきである

使わないほうがいい言葉

- と考えられた，思われた→示唆された，結論された，判明した，可能性が示唆された，など。データの信憑性に合わせた表現を採用する。「考えられた」「思われた」ではおかしい。「考えたこと」「思ったこと」しか論文に書くことはできないので無意味語だ[注)]。

- といわれている→と報告された
「いわれている」ではわからない。いったのはだれか？　教授か？　学会で1回だけ聞いたことがあるのか？　新聞にも載るくらい明らかな事実なのか？

- 周知の事実であります→広く認められている，多くの報告がある，レベルIのエビデンスがある，ガイドラインに記載されている，など

注)「思われた」「考えられた」はできるだけ使わない。「思われた」と書くと、「あの娘と過ごした日々が思われてならない」のように、「物思いにふける」「ある種の感慨を伴ってfeel」のような感じがする。「考えられた」は広い概念の言葉であり、論文はすべて「考え」の表出である。「考えない」ことは書けない。「何々だと考えられた」ではなくて、今回はじき出したデータの強度と論理整合性に合致させて以下のような語尾を選択する。強い順に：「何々が確証された」「証明された」「明示された」「判明した」「強く示唆された」「示唆された」「かもしれない」「可能性が高い」「可能性がある」。論文としては、最初のほうで出てきた言葉（確証、証明、明示など）で終了できるようなものが、データ強度の観点では良い成績・良い論文だ、ということになる。読者は、Abstractの最後の文章がconfirmed, clarified, determinedなどの強い主張の言葉で終えられているか、あるいは、suggest, may, might, cannot deny the possibilityのような弱い（自信のない）言葉で慎重に終えられているか、目を皿のようにしてみる。前者か後者かどっちが登場するかと待っているのに、「思われた」「考えられた」と包括的な・ひっくるめた結論文になっていたら、「なんだこりゃ！」と"ずっこける"わけだ。We thinkとかWe feelで終わる英文論文はみたことがないだろう。同じことだ。

　また、今回自分が出したデータではなく、これまでの知見紹介部分で、これまでの「研究の流れ、概念」を記述する場合も、「考えられている」では意味がわからない。この場合も、これまでの研究成績のデータ強度に応じて、「証明された」とか、せめて「示された」「報告されている」と書くのがよい。「思われた」「考えられた」など全論文中に1語も必要ない。「証明されている」のか、それとも「報告がある」程度なのか、いったいどっちなんだ、そこを明確に記述すること自体が「論文を書く」作業そのものである。「思われた」「考えられた」などとごまかして（調査と思考を省力化して）書いてはいけない。

「周知の事実」ではわけがわからない。「周知」などとごまかさない。事実をストレートに表現する。
- 知られている→報告されている

接続詞はできるだけ落とす

したがって，なぜならば，だから，当然のことながら，一方では，しかしながら，など多数。

ただ，ラフの段階では接続詞は書いておく。ここは，多分隠れたコツだろうと，私は常々感じている。「一方では」とまず書いておけば，これに続く文章は必ずwhereasに率いられた文章にならざるを得ず，決して脱線しないで済む。脱線しないから，文脈が正しくなり，最終校正では「一方では」の接続詞自体が不要な程に正しい文脈になる。いやでもそうなってしまう。だから最終推敲段階でこの接続詞が落とせる。

文脈とは，「論文 structure」，「put the first thing, firstの原則」，「段落の頭はトピック文で結論先出し」，「段落内文章は重要度順（三成三献茶法則）」，「常に大事な言葉を頭にもってくる」など。これらをきちんと守って書いてあれば，接続詞は必要ない。「三つ理由がある」と書いてあり，first, second, thirdときれいに書いてある論文には，「だから」とか「一方」とかのややこしい接続詞はいらない。接続詞を多く使うと，「真に目立たせたい接続詞」「ここ一番の接続詞」がたくさんのどうでもいい接続詞の中に埋没してしまう。まず文脈自体を正す。接続詞で「曲がった文脈」を無理矢理正さないことがポイントだ。

しつこいがもっと卑近な例を示す。

（正）「結婚してほしい」「必ず幸せにする」「あなたは心がきれいだ」「会った瞬間から愛していた」

論文としてはこれでよい。言いたいことは「結婚してくれ！」でこれがすべてだから頭にもってくる（トピック文）。幸せ保証（将来のこと），心きれ

い（理由と現状），会った瞬間（過去のこと），はこの順番に重要だろう。（正）の4文においては，結論先出しと重要度順出しが守られており，文脈が正しいから接続詞は不要である。ここは人生の大勝負で，4文の配置法には非常に迷うが，論文としては上記でよい。結論先出しせず，重要度も考えず，接続詞を付けると，以下のようになる。

　（誤）「会った瞬間から愛している」。なぜなら「あなたは心がきれいだ」。もし結婚してくれたら「必ず幸せにする」。したがって「結婚してほしい」。

　過去，現状，将来，と時間順に配置し，最後に「結婚お願い！」の最重要文が配置された。「先行論文を発表年代順に並べる，重要度を考えずに」の悪い見本に少し似ている。接続詞が，because, if, therefore，と三つ入った。えーい面倒，これではだめだ。論文でないならば，（誤）の接続詞添加を採用し，性急でない姿で物事を進めるのがよいかも知れない。論文以外のここらの事項は経験不足で私にはわからない。が，論文では（誤）はやはり「誤」。脱線したが，また話を元に戻す。

「"の"連続回避」の原則（松原命名）
　（誤）動脈瘤の発生原因の検索には

　（正）動脈瘤の発生原因検索には

「発生原因の検索」を「発生原因検索」と1語にして「の」を delete した。もっとも簡単なテクニックである。

　（正）動脈瘤発生原因の検索には

と，前を1語にしても構わない。ただ8文字以上の漢語連続に違和感を覚える人もいるから，語感を吟味して漢語連続の採用・不採用を決める。

　（誤）子宮動脈仮性動脈瘤の発生原因の検索には

と頭が長いならば，

　（正）子宮動脈仮性動脈瘤における発生原因の検索には

「おける」はやや硬い言葉なので，私は好きではないが，大きく「くくる」

時に便利である．これを使えば「"の"連続」は簡単に回避できる．
　その他「の」に替えて「で」「関する」「への」「対する」など，その言葉に応じた代替えが必ず存在するので，「の」に替えてそれらを使う．
　　動脈瘤の発生原因に関する検索には
　　動脈瘤の発生原因への検索には
　　動脈瘤の発生原因についての検索には
　　動脈瘤の発生原因に対しての検索には

前後の感じでどれを採用しても OK だ．

❗文章は淡々と．文章自体に大発見だ！　と叫ばせない

　（誤）仮性動脈瘤の発生原因はこれまで医学の謎とされてきた．たまたま動脈壁が損傷されただけなのか，動脈周囲に感染が存在するためなのか，はたまた動脈走行異常が存在するのか？　疑問が解けないでいた．今回，たまたま動脈瘤部位のコラーゲン染色をしたところ，驚くべきことに，当該動脈の中膜欠損がみつかった．これまで誰も予想すらしていなかった所見を得た．

　14 のコツにはほとんど違反していない．が，この文章，少し嫌みに聞こえると思う．科学研究費申請書の第 1 行には「これまで謎とされてきた」と気恥ずかしさをこらえつつ書くことはある．第 1 行で猛烈に売り込まないと審査に受からない．その場合には文章自体が「大発見！」と多少叫んでも仕方がない．ただ，ケースレポートにこの手の表現がでてくると白ける．「大発見」かどうかは査読者・読者が判断する．文章自体が「大発見！」と叫んではいけない．

　（正）仮性動脈瘤の発生原因として，これまでに 3 説が報告されている．1）偶発的な動脈損傷，2）周囲の感染，3）動脈が損傷されやすい部位を走行している動脈走行異常，の三つである．今回，コラーゲン染色で動脈中膜欠損が認め

られた。中膜欠損が動脈瘤の原因である可能性がある。本所見に関する先行報告はない。

　三つ説があるが，第4の新説として「中膜欠損」を打ち出した。世界初だ，ときちんと書いてある。（誤）の例文のように「すごいよ，すごいよ」と文章自体が主張せずとも，読者は十分にこの所見の「すごさ」はわかる。著者自身が「感激して」いると，感激そのままが文章になってしまう。頭を冷やそう。大げさに書かないことだ。

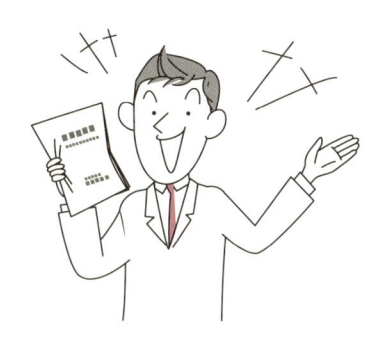

二つを並べる場合，三つを並べる場合の常套句

- A and B ならば「A と B とを」
  「と」が入るのがポイント
- A, B, and C ならば「A, B および C」
  コンマが A と B の間に入り，コンマは入らずに「および C」とつなぐ。

　A and B の場合には「と」を全部に入れるとぎこちなくなるので，文意が明確ならば「と」を落としても OK。
　A, B, and C の場合には常に「A, B および C」を使って OK。
　A, B, or C ならば，もちろん「A, B あるいは C」。

15. 14のコツを使った論文日本語の修正法　演習に替えて　　245

（誤）偶発的な動脈の中膜の損傷と炎症と動脈の走行異常が動脈瘤の原因である。

「偶発的な損傷」まではわかる。が，「偶発的な炎症」なのか？ 「動脈の」「中膜の」もどこまでかかるかがわからない。

（正1）偶発的な動脈中膜損傷，炎症および動脈走行異常が動脈瘤の原因である。

（正2）偶発的な動脈中膜損傷，動脈走行異常および炎症が動脈瘤の原因である。

（正2）では，長くて修飾語のついたものから先に配置して，誤解をさらに避けた。三成三献茶の法則を拡大応用してある。三献茶法則を使わないならば「重要度順配置」テクニックを使う。

（誤）偶発的な動脈の中膜の損傷と走行異常が動脈瘤の原因である。

走行異常が「偶発的な」「中膜の」なのかがわからない。

（正1）偶発的な動脈の中膜の損傷と走行異常とが動脈瘤の原因である。（better）

"の"連続回避テクニックを使って，

（正2）偶発的な動脈中膜損傷と走行異常とが動脈瘤の原因である。（much better）

「偶発的な走行異常」とも読める。それを回避する。

（正3）動脈走行異常と偶発的な動脈中膜損傷とが動脈瘤の原因である。（best）

（正4）動脈走行異常と偶発的動脈中膜損傷とが動脈瘤の原因である。（best）

（正5）偶発的動脈中膜損傷と動脈走行異常とが動脈瘤の原因である。（best）

「偶発的動脈中膜損傷」が漢語連続9語で長い。これさえ気にならないならば，（正4）と（正5）が一番疑義が少ない。（誤）と（正4）（正5）とを比較し

てほしい。言わずもがなだが，(正4)と(正5)のうちどちらを採用するかは，重要度順。

▼ 血液内科で検査した，などと「担当科」を書かない

　子宮外妊娠の疑いで婦人科へ入院したが，その後子宮内に胎児心拍が認められ，産科病棟へ転科した。血液検査では白血球数が5万あり，血液内科へ紹介され，血液内科医により骨髄穿刺された。その結果急性骨髄性白血病と診断された。

　自治医科大学では「子宮外妊娠は婦人科病棟へ，流産は産科へ入院する」と内規で決めてある。また，血液の異常は血液科にコンサルトする。子宮外妊娠と流産との棲み分けは自治医科大学のローカルルールで重要ではない。が，ケースレポートにおいて，「何々科がこれこれの検査をした」「何々科がこれこれだと診断した」と書かれている例が大変多い。

　本書で数回にわたり述べているが，産婦人科疾患を扱ったケースレポートであっても，産婦人科雑誌へ投稿されるとは限らない。Lancet, Journal of Clinical Ultrasound, この場合にはBloodかもしれない。産婦人科雑誌だけを考えているから，自然に「産婦人科医師だけでなくて専門家にきちんと診てもらっている」と書きたいのだろう。先輩は「きちんと血液科へ紹介したか？」などと聞いてくるから，「血液科へ紹介」と，カルテには何度も書いたのだろう。その余韻が残っている。気持はよくわかる。が，「何科の医師が診断したか」は重要ではない。院内カルテサマリーならば，婦人科→産科→血液科，ときちんと入院場所を書いて責任体制を明確にしておくのは良いことだ。が，ケースレポート論文ではこれらは落とすべきだ。

　血液科が診たから絶対正しいわけではない。もしかしたら有能な産婦人科医のほうが白血病を正しく診断できるかもしれない。「血液科」というのも日本共通名称ではない。「血液内科」「血液腫瘍科」「血液化学療法科」「血液輸血部」「血液止血血栓部」など，その施設に応じて多数の呼び名がある。

自治医科大学卒業の私からみると，「何科が診断したか」などといちいち書くことの奇異さがよくわかる。多くの自治医科大学卒業生は「総合医」であり，「血液科」自体存在せぬ病院で勤務している。総合医が全部自分で考えてやっている。専門医がしたことだから間違えない，自分は専門医の「返事」を紹介しているだけだとも（意地悪な査読者は）読んでしまう。もちろん，この論文が multidisciplinary team 医療の重要性を論じたものならば「たくさんの専門家集団が関与した」と書くべきで，血液科のセリフは生きてくる。要するに，「書きたい内容」に応じて，「血液科」を出すべきか出さぬべきか，きちんと考えてほしい，ということだ。

　また例外的な例として，診断が際めて困難な稀有疾患で，「当該疾患の専門家が診断した」との記述が論文 context 上で必要な場合にはきちんと記載する。私たちは，瀬川病合併妊娠についての論文を 2 報書いたが，「瀬川病院で診断された」ときちんと記述した（J Obstet Gynecol Res 2009；35：562）。この患者は「瀬川病と断定できません」などと査読者がクレームをつけるのを完全に封じておかないと論文が成立しない。このような場合には，きちんと診断科・診断者を記述する。これは考えれば当たり前で，私は 18 年間電子顕微鏡的細胞化学の研究をしたが，この場合，抗体や試薬により実験成績の信憑性が大きく変化する場合がある。どの抗体・試薬が「実験の鍵」だかは専門分野の研究者（査読者）ならば皆知悉しているから，そこはきちんと書いておく。どうでもいいような試薬の出所はスペースの無駄だから書かない。瀬川病の論文では，瀬川病と診断した「医師」が，電顕論文での「実験の鍵である抗体」に相当するから落とすわけにいかない。いずれも論文の決まりだと暗記するような事項ではなく「常識問題」だ。

　さて，本書も終わりに近づいてきた。ここまでの復習のためにこの例文を「悪いものに」変化させてみる。

これが例文で，特に優れてはいないが普通の文だ。

（普通）子宮外妊娠の疑いで婦人科へ入院したが，その後子宮内に胎児心拍が認められ，産科病棟へ転科した。血液検査では白血球数が5万あり，血液内科へ紹介され，血液内科医により骨髄穿刺された。その結果急性骨髄性白血病と診断された。

この文章は「主格」「主語」は全部「患者は」になっている。14のコツは守ってある。ここで，この文章（群）を，荒唐無稽な誤り文ではなく，「よくみる」悪い文章に変化させてみる。

（悪）子宮外妊娠の疑いにて婦人科入院。その後子宮内に胎児心拍あり，産科病棟へ転科。血液検査にて白血球数は5万。(A)血液内科へ紹介。(B)骨髄穿刺施行。急性骨髄性白血病の診断となった。

「にて」「体言止めオンパレード」「あり（文語）」「となった」のいつも出てくる「違反」が目白押しだ。この文が奇異であること，ところがこの手の文が医学論文で多用されていること，その2点をご理解いただきたい。

(A)(B)は何がいけないか？ 「主語（主格）はできれば変化させない」に違反。(A)の主語は「私は（産婦人科医の私は）」であり，(B)の主語は「血液科医は」であり，それまで「患者は」で統一されていた文章（群）を崩している。このような単純な文ならば，主格を替えても疑義は生じない。が，今後書くべき重厚な論文においては，できるだけ，「わかりやすい日本語」を採用しないと，論文が成立しなくなる。短い文のうちにきちんと練習しておこう。

12）効果的な"半造語"を工夫する

13）1文字でも短くする

14）書き上げた当日には投稿しない

　この三つについては，すでに何度も述べているので省略する。
　ひとこと：13)「1文字でも短くする」ただし，「文意が伝わる範囲で」，が最終的に一番重要である。これまで論述してきた多くは「短くする」ための各論である。
　「短くする」に矛盾するのは，「にて廃止」「体言止め廃止」の二つだけだ。この二つは文を短くする効果がある。二つのうち，「にて」は永久追放しても構わない。「体言止め」のほうは，「抄録で文字数が制限されている場合」「ここ一番パンチを効かせて強調したい」「単調さを打破したい」時にだけ使う。本書の中で「にて」は1回も使っていないはずだ。体言止めは数回使っているが，「連続体言止め」は使っていない。
　もう一つ重要なのは，「Conclusion first」，「Put the first thing, first」の原則だろう。全章のタイトルを眺めていただきたい。Conclusionは全部タイトルに書いてしまってある。全部, conclusion first にしてある。面白みはないが，このほうがわかりやすい。

▼全文直しにトライ！

　最後に，抄録全文直しをしてみよう。この抄録が特に悪いわけではなく，任意にもってきた。

　開腹歴のある妊婦が妊娠中にイレウスを起こしてしまい，妊娠27週に帝王切開と腸の癒着剥離術を受けた，というケースレポートである。
　どこが変だか，考えながら読んでほしい。この後で，まずは逐語的校正を，次に意訳をしてみる。そして可能な限り「業界用語を排除した文」「わかりやすい文」「普通の文」に変えてみる。

本文（どこがおかしいか考えてほしい）

　［始めに］子宮増大に伴い腸閉塞症状を呈することはまれに見られる。今回我々は子宮・腸管の癒着による腸閉塞が子宮増大により悪化し，27週でtermination（分娩させること；松原注釈）を余儀なくされた症例を経験したので報告する。［症例］29歳時に卵巣出血で手術歴あり。そのとき，Douglas窩の癒着が高度。子宮，直腸，両側卵巣が一塊となっていたとの所見あり。［現病歴］24週5日　腹痛あり救急受診。腹部圧痛，緊満感著明，排ガス，排便なし。子宮収縮頻回に認め，原因不明の急性腹症，切迫早産として産婦人科入院となった。［入院後経過］臨床症状，レントゲン，エコー所見より腸閉塞と考え，絶飲食，補液，塩酸リトドリンの投与にて治療開始した。その後も症状改善見られず，外科的介入も考えたが，週数も考慮し保存的治療を継続した。しかし腹痛の増強と，コントロール不良の子宮収縮認め，27週5日terminationとした。全身麻酔下で開腹術を施行。児はAp 2/5，1136 g。子宮修復終了後外科により，癒着剥離を行った。腹腔内は癒着高度で下行結腸からS状結腸の移行部で腸管がねじれて左腹壁に癒着，S状結腸は子宮裏側の底部付近までつりあがる形で癒着。子宮増大に伴ってS状結腸部で緊張がかかり，更に下行結腸がねじれていた事で通過障害が起こったと考えられた。［考察］子宮増大によって増悪する腸閉塞の症例を経験した。週数との関係で外科的介入，terminationをいつ頃行えばよいか苦慮したので，若干の文献的考察を加え発表する。（590字）

この抄録の良い部分
1　一読して，意味がよくわかる。
2　「妊娠」27週と書かずに27週とだけ書いてあって字数減少に貢献。
3　文脈contextが良く，語彙も豊富である。
以上からこの抄録は平均点以上だと思う。

この抄録の悪い部分

解答を示す前に，じっくり読んでほしい。ある程度，腹が決まったら，次を読んでほしい。

直すべき部分を下線で示す。いずれも「14 のコツ」に抵触している。

もとの文（直すべき部分に下線；どう直したらいいか考えてほしい）

［始めに］子宮増大に伴い腸閉塞症状を<u>呈することは</u>(A)<u>まれに見られる</u>。(B)<u>今回我々は</u>子宮・腸管の癒着による腸閉塞が子宮増大により悪化し，27 週で termination を余儀なくされた症例を経験した(C)<u>ので報告する</u>。［症例］29 歳時に卵巣出血で手術歴あり。そのとき，Douglas 窩の癒着が高度。子宮，直腸，両側卵巣が一塊となっていた<u>との所見あり</u>。［現病歴］24 週 5 日腹痛あり救急受診。(D)<u>腹部圧痛，緊満感著明，排ガス，排便なし</u>。子宮収縮頻回に認め，原因不明の急性腹症，(E)<u>切迫早産として産婦人科入院</u>となった。［入院後経過］臨床症状，<u>レントゲン，エコー所見より腸閉塞</u>(F)と考え，<u>絶飲食，補液，塩酸リトドリンの投与にて治療開始</u>した。その後も<u>症状改善見られず，外科的介入も考えたが</u>，週数も考慮し保存的治療を継続した。しかし腹痛の増強と，コントロール不良の子宮<u>収縮認め</u>，27 週 5 日 termination(G)<u>とした</u>。全身麻酔下で開腹術を<u>施行</u>。児は Ap 2／5，1,136 g。(H)<u>子宮修復終了後外科により</u>，癒着剥離を(I)<u>行った</u>。(J)<u>腹腔内は癒着高度で下行結腸から S 状結腸の移行部で腸管がねじれて左腹壁に癒着</u>，S 状結腸は子宮裏側の底部付近まで<u>つりあがる形で癒着</u>。子宮増大に伴って S 状結腸部で緊張がかかり，更に下行結腸がねじれていたことで通過障害が起こったと(K)<u>考えられた</u>。［考察］子宮増大によって<u>増悪する腸閉塞の症例を</u>(L)<u>経験した</u>。週数との関係で外科的介入，termination をいつ頃行えばよいか苦慮したので，(M)<u>若干の文献的考察を加え発表する</u>。（590 字）

下線部は直したほうがベターだ。体言止めが多過ぎるが，抄録は字数制限が厳しいから，ある程度までは認められる。この長さならば 3 回くらいまでは OK だと思う。この抄録の一番の問題は，文語的表現が多いこと。この著者は多分文章を書き慣れたほうだ。個々の文章はうまいと思う。「14 のコツ」は十分ご理解くださったと思うので，それはもう解説しない。直した理由のうち，どうしても述べておかないと読者に理解できないものだけは述べる。私ならばこう直す。

直すべき部分とその理由（14 のコツ以外で）
(A)　稀にみられる。稀を強調しない。また妊婦腸閉塞は稀ではない。
(B)　「今回我々は」落とす。「次回あなたがたは」なわけがないので。
(C)　「経験したので報告する」落とす。「経験しておらず想像なので報告しないでおく」という事態はあり得ないので。全部が無用語である。
(D)　「腹部圧痛，緊満感著明，排ガス，排便なし」ここはイレウスだと読者はわかっているから疑義は少ないが，きちんと書くべきだ。中点（排ガス・排便）は便利で並列語を並べる時に「読点（排ガス，排便）」に変えて使うと便利だ。中点でなくて「排ガスと排便とを認めない」と正式に記載してもかまわない。
(E)　「切迫早産として産婦人科入院となった」「として」はおかしい。「産婦人科」に入院したか「外科」に入院したかは重要でない。「入院となった」は使ってはいけない表現である。
(F)　「考え」think と書いてある。おかしい。「診断した」のか，「診断の疑い」か，「診断はつかないが対症的治療入院」か。具体的に書く。
(G)　「とした」は使わない。
(H)　「子宮修復終了後外科」もちろんわかるが，おかしい。省略し過ぎだ。
(I)　「外科により」「行った」主語・術後が不一致だ。
(J)　この部分は癒着の様子を示す重要部分だが，やや不明確だ。

(K) 「考えられた」使わない。その所見や論拠の強さに応じて，「確定された」「想定された」「可能性がある」「示唆された」「判明した」などと書く。
(L) 「経験した」最初にも出てくる言葉。2度は使わない。
(M) 「若干の文献的考察を加え発表する」「文献を示さない発表」はまずないだろう。また「若干の」とはどういう意味だろうか？ 普通，学会発表や論文作成に際しては「徹底的な」文献検索をする。さもないと聴衆に不親切だ。どうしても「若干」が好きならば「文献的考察を若干加えて発表する」だろう。「徹底的に」文献考察したが，発表時間の都合上，その文献考察部分発表にかける時間は「若干に」しておくね。と，こういう意味ならば理解できる。ただし，今までに，「文献的考察を若干加えて発表する」と「きちんと」書いてあるものはみたことがない。謙譲的用語を抄録には書かない。どうしても書きたいならば，正しく書く。

(A)〜(M)をとり入れて，まずは文章だけをいじる。逐語的校正をする。
[始めに]子宮増大に伴い腸閉塞症状を示す例が報告されている。子宮・腸管の癒着による腸閉塞が子宮増大により悪化し，27週でterminationを余儀なくされた症例を経験した。[症例]29歳で卵巣出血のために開腹手術を受けているが，Douglas窩の癒着が高度で，子宮・直腸・両側卵巣が一塊になっていた。[現病歴]24週5日に腹痛を主訴に来院した。排ガス・排便を認めず，腹部の圧痛と著明な緊満感とを認めた。子宮収縮を頻回に認め，原因不明の急性腹症と切迫早産との診断で入院した。[入院後経過]臨床症状・レントゲン・エコー所見から腸閉塞と診断し，絶飲食・補液・塩酸リトドリン投与による治療を開始した。症状は改善せず，外科的介入も考慮したが，週数が浅いので，保存的治療を継続した。しかし腹痛の増強と，コントロール不良の子宮収縮を認め，27週5日にterminationを決断した。全身麻酔下で開腹した。児はAp 2/5，1136 gであった。子宮修復終了後に外科により，癒着剥離が行われた。腹腔

内は癒着が高度で，下行結腸からS状結腸の移行部で腸管がねじれており，この部分が左腹壁に癒着していた。S状結腸は子宮裏側の底部付近までつりあがっており，そこで子宮とS状結腸とが癒着していた。子宮増大に伴ってS状結腸部に緊張がかかり，更に下行結腸がねじれて通過障害が起こったと推察した。［考察］子宮増大によって増悪する腸閉塞の症例を示した。週数との関係で外科的介入，termination をいつ頃行えばよいか苦慮した。（600字）

　まだおかしいので全部を意訳する。
　開腹既往歴のある妊婦が，比較的浅い妊娠週数において腸閉塞を発症した場合，保存的治療を採用するか，早期 termination して外科的イレウス解除をすべきか，コンセンサスはない。27週で termination し，癒着剥離術した例を報告する。症例は28歳の初産婦である。卵巣出血のために開腹手術を受けたが，その際に frozen pelvis を指摘されている。24週5日に腹痛を主訴に来院した。排ガス・排便を認めず，腹部圧痛，著明な腹部緊満感および子宮収縮を認め，急性腹症と切迫早産との診断で入院した。臨床症状・レントゲン・エコー所見から腸閉塞と診断し，絶飲食，補液および塩酸リトドリン投与による治療を開始した。外科的介入も考慮したが，週数が浅いので保存的治療を継続した。腹痛増強と子宮収縮とを認め，27週5日に termination を決断した。帝王切開（児は Ap 2／5, 1136 g）後に，腹腔内癒着状態をチェックした。下行結腸と下行・S状結腸移行部とで腸管がねじれており，この部分が左腹壁に癒着していた。S状結腸は子宮底部までつりあがっており，そこで子宮とS状結腸とが癒着していた。癒着剥離し，イレウス症状は改善した。増大子宮によりS状結腸が押され，下行結腸がねじれて大腸通過障害が発生したと推察した。妊娠中の頑強な癒着性イレウスに対しては，週数が浅い場合でも外科的介入が必要かもしれない。（539字）

　言語を工夫しただけでなく，論文 structure も考慮して添削した。Introduction で「problem＝question」を示し，最後の部分で，それへの answer を持ってきてある．この雑誌では，[はじめに]などのくくりは不要なので，除去した．新規記載部分があり，記載内容は増加しているが字数はむしろ減少している（590 字→539 字：9％reduction）．これがベストだとはいわないが，わかりやすくなったと思う．

――――― まとめ ―――――

1. 文章の頭には大事な言葉を配置し，終始一貫その言葉で文章を開始する．例えば「動脈瘤は」「動脈瘤は」などのように
2. 文語的表現，強調表現は使わない．例えば「呈する」「遭遇する」「取沙汰」や「きわめて」「非常に」「決して」「必ず」などはできるだけ使わない．
3. 弱過ぎる表現を使わない．例えば，「可能性を否定できない」「関連性を否定できない」「若干の文献的考察を加え」など
4. 「と考えられている」「と思われる」「といわれている」「知られている」を使わない．そのかわり，データの強度に応じて，「確証された」「証明された」「明示された」「判明した」「強く示唆された」「示唆された」「かもしれない」「可能性が高い」「可能性がある」や，「証明された」「示された」「報告されている」などを使う．
5. 接続詞は，原稿を書く段階では使用しておき，文脈を整える．そして文脈がきれいで，接続詞を落としても意味が通じるならば，最終原稿では接続詞を落とす．
6. 「"の"連続」を回避する．「動脈瘤の発生原因の検索」のように「の」を連続して出現させない．そのためには，「おいて」でくくるか，「漢語連続」を採用する．漢語連続の場合，一種の「造語」になるので，連続 8 文字以上の漢語連続を採用する場合には，違和感がないかどうかを確認する．
7. 文章自体に「大発見！」と叫ばせない．文章自体は淡々と
8. 二つ並べる場合，三つを並べる場合の常套句を理解する．

「AとBとは」「A, BおよびCは」「A, BあるいはCは」を使う。
「AとBとは」については厳守する必要はなく，「AとBは」で疑義がないならば，それでもよい。
9. 診療担当科や入院病棟名などは，これから述べるストーリーの伏線になっていないならば，記述しない。

＊＊＊

エッセイ　「論文の神様」植村研一と「小説の神様」志賀直哉

　1979年に自治医科大学を卒業し，医者8年目の1987年に英文原著第1号を書いた。

　当時，「論文書き方」の成書はほとんどなかった。その後も見よう見まねで書き続けた。Reviewerからのcommentは有意義で，rejectであっても，commentの言いまわしをそのまま真似てreviseし，次善雑誌へ投稿するのを繰り返し，要領が少しわかりかけてきた。

　2002年の時点で筆頭英文原著が43編になっていた。この頃に論文の神様，植村研一先生（浜松医科大学名誉教授）の「論文書き方」講演を拝聴した。名講義であり，先生の口調まで記憶している。自分が「論文書き方」を講義する立場になって，口調が植村先生のそれに似てきていることに気づく。講義1本であれだけ人を惹きつけ，影響を与え続けている人をほかに知らない。

　その講義で，我が意を得た。先生が「ここだけは守れ」と念押しした「コツ」は，私が15年かけて獲得した論文作成法「コツ」とうり二つだった。私の無手勝流（むてかつりゅう）論文作成法は「神様」のそれと同じだった。投稿を繰り返し苦労して得た私の論文作成法。遠回りしたが，その遠回りが私の強みだと感じた。

　2002年に教授になってからも書き続け，2013年時点で，短いのも含めて筆頭英文127編まできた。同数以上の共著論文を仲間と書いた。

　年齢のせいかもしれない，最近は集中力が長続きしない。重厚な論文は書けなくなった。重厚なものは後輩に任せ，短いエッセイ風小論文を書くのを趣味のようにしている。

　志賀直哉「城の崎にて」（注）は日本文学の1頂点だと思う。無駄がそぎ落とされ，伝えたい事柄は正確に伝わり，深い感銘を残す。

　ある秋，城崎温泉を旅した。直哉が「城の崎にて」を執筆した旅館（三木屋）に投宿した。宿泊客は我々夫婦だけ。翌朝，直哉が使った机に向かって正座する。目を閉じてみる。1語の無駄もない簡潔なものを書いてみたい。

　私もいずれ現役を退いて論文と無縁になる。ある日，学術書の整理にかかり，自著論文別冊をみつける。「これは捨てないでおこう」。これを書く力が私に

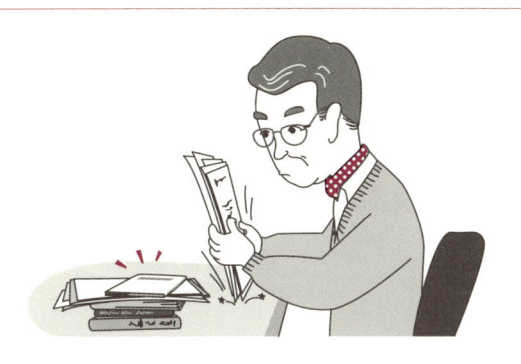

はあった。学問に真摯にとり組んだ証だ。そう思える良いものを書いてみたい。「城の崎にて」のようなものを書いてみたい。

　注：本書第14章「わかりやすい論文日本語」の中で，私は「にて」禁止令を出した。「城の崎にて」の「にて」は場所を示すatである。文学作品のタイトルであり，「にて」は正しい。ただし志賀直哉は，作品中では「にて」は使用していない。「山陰線にて温泉到着」などと書いてはいない。

（自治医科大学産科婦人科学講座2011年同門会報へ掲載したものを全面改変）

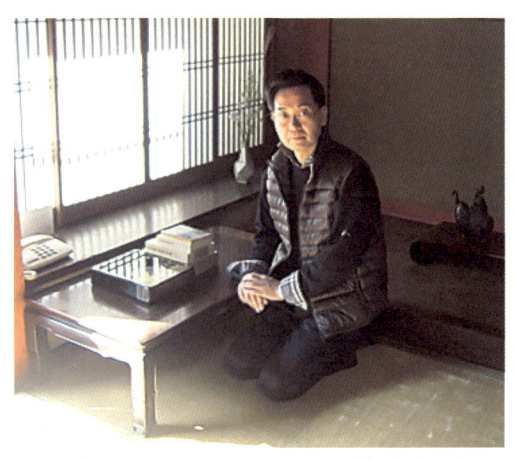

志賀直哉愛用の机に向かい，「小説の神様」の気分に浸る。

16. 査読者・編集者はどこをみるか？
—うまいケースレポート作成のコツのコツ—

査読者・編集者はどこをみるか？

前の章までで，ケースレポート論文作成法は理解できたと思う。「査読者はどこを見るか？」を最後に述べ，その後で「総まとめ」をしよう。

1. 査読者はどこをみるか？

以下の順にみる。

1) タイトル

- じっくりみる。
- 私は，タイトルをみて，「この症例は多分こんな感じで，"売り"にはこんなことが据えてあるのだろう」と連想してみる。その連想が一種のベンチマーク（基準）になり，それからの隔たりで論文意義（significance）が掴みやすくなるような気がするので。だから余計「稀有な○○病の1例」のような，「内容を想像できないようなタイトル」＝「informative でないタイトル」は減点だ。

2) Abstract

- きちんと読む。
- 頭文で，「Although ○だが，△はわかっていない」のように Known, unknown, problem を明確に意識したスタイルが組んであれば相当な加点。
- 最後に，「この症例の医学世界における意味」「臨床的有用性」「lessons learned here」がきちんと書いてあれば加点。それが書いてなくて「稀有な何々を経験したので報告した」と書いてあれば相当な減点である。

3) Introduction

- 重視する。ここがきれいな論文はたいていできが良い。ここにまずいも

のが据えてある論文にろくなものはない。
- まず，known, unknown, problem がわかるように書いてあると加点。原著の場合，この「3 段論法」が判別できないならば，この段階で reject 候補だ。が，ケースレポートは「原著よりも書き方自由度」が高いので，3 段（ミニ 3 段）でなくてもそれだけで reject 候補にはしない。
- ただ，ミニ 3 段ほどにはきれいに表現されていないにせよ，「何が問題か？」は明示されるべきで，それがわからないものは大減点。
- 最大減点は「非常に稀有な○○病を経験したので報告する」と書いてあるだけのもの。すなわち「稀有性のみを押し出し」てあり「臨床的意味は書いていないもの」。
- 別の表現をすると，第 1 新規性（事実関係が新規）だけが書いてあり，第 2 新規性（アイデア新規性）が皆無なものは大減点だ。
- 「間口広げ過ぎ」は減点。

4）Case
- ざっと読む。まだじっくりとは読まない。
- 過不足がないかをみる。

5）Discussion
- 「二つわかった法」に類似して書いてあれば加点。「松原法」は筆者がここで提案しているものであり，その通りに書かれていないからといって減点はしない。ただ，読者 friendly な構成になっているか，はチェックする。
- conclusion first になっていれば加点。
- 後ろの段落へいくに従って末広がりに内容が広がり，generalization があればかなりの加点。
- 「症例の意味づけ」「臨床的有用性」「lesson learned here」が論文の一番最後にぴしっと書いてあれば大加点。
- 最後が「非常に稀有な○○を報告した」と書いてあったら相当な減点。

「最後の最後まで稀有だけで押し通したな」と，多少，むかむかしてきている。

6) 文献欄

- 比較的よくみる。査読者は References などあまりみないだろう，などと考えたら大間違いだ。
- 引用文献が適切かどうかもみるが，その前にその「体裁」をみる。経験からいって，References に一つのミスもない論文は多くの場合ある程度レベル以上であり，ここに五つも間違えがあるようなもので高レベル論文はまずない。もっというと，「内容がまずくて」reject だと仮決めした論文なのに，文献欄の書き方がきちんとしていると，「本当に自分の判断が正しかったか？」と復活可能性を模索する。accept と仮決めしたのに，文献欄に五つも間違えが発見された場合，決めかけた accept を再度検討する場合もある。多くの場合，reject を決めた論文は案の上，文献欄がいい加減であり，「自信を持って」reject できる，というわけだ。文献欄は，だから，非常にてっとり早い「論文値踏み」法である。

英語でも日本語でも，ここまでをおおよそ 30 分くらいでしてしまう。ここで，「論文書き方は別にして」「論文の"書き方"がまずいために表現できていない hidden message も含めて」，その論文の「価値＝significance」を冷静に検討する。この場合，「二つわかった法を使えばこんな感じの論文になるな」と考えてみて significance を値踏みする。つまり，「書き方がまずいだけ」で即 reject にするわけではない。重要なのは significance。「医学における重要度・貢献度」が論文の命である。ただ，これは私の場合であり，「書き方がまずい」と，内容吟味の手前で reject する査読者もいる。「星の数ほど査読依頼のくる症例報告の中で，書き方自体がいい加減なものにまでつき合う暇はない」というわけだ。

2. 論文 significance と書き方の関係

実際問題としては，面白いもので，論文書き方と significance はおおよそ比例する。すなわち，
1) significance が非常に大きな論文は書き方もたいてい正しい。
2) 「significance は小さいのに書き方が満点」もごくわずかだが，ある。
3) significance があまり大きくないものは，書き方もたいていまずい。

1)は accept または minor revision 後 accept である。

2)は通常 reject である。症例はもう変更できない。追加実験の余地がないわけだ。当該症例の significance は変更する余地がないので，この論文は PubMed journal には出せない。当初「論文にできる」と判断した，その判断が間違っていたわけだ。これ以上の時間を投入せず，受けてくれそうなところへ出すしかない。significance 小のケースレポートを書き方で克服しようなど，どだい無理な話だ。

「3) significance があまり大きくないものは，書き方もたいていまずい」場合だが，書き方の工夫によって，まだ復活チャンスは少しある。きれいに書けばその significance に見合った雑誌には受かるはずだ。そう簡単に諦めてはいけない。私は PubMed journal 4 個に落ちて，5 回目で PubMed journal へ突っ込んだ経験が 2 回ある。もちろん，reject の度に書き方を進化させる。significance が巨大ではないにせよ，「significance あり」と信じたら，諦めてはいけない。

結局，「どこで引くか」は「significance の見極め」に依存する。ここが一番難しいところで，当該分野に関する知識・洞察力の勝負，ということになる。「書き方」の指導はできても「significance の見極め力向上」は書物では学べない。成功失敗を繰り返しながら自力で学ぶ以外にはない。

生涯に一つか二つかしか論文を書かない腹ならば，真に significance が大きな症例にぶちあたるまで，論文を書かなければいい。が，そのような腹づもりの人がこれを読んでくれているとは思えない。それに，論文を書く習慣がついていないと，悲しい哉，いざ，生涯1～2回の大 significance 症例（大勝負）にぶち合った時に，論文を書くことができない。それはそうだ。毎日の小事件（significance 小）をきちんきちんと記事にしているから

（注）公表すべきか迷ったが，読者の論文作成力向上のお役にたてば，との意図で書いておく。前書を読んだ私の後輩が，その中に書いてある通りを駆使した論文を私の所にもってきた。私の著書をここまで読み込んできてくれたか，とうれしかった。が，実は，私の方策をその通りに使うと，論点があまりに明瞭にわかってしまうので，significance が小さい場合，「significance 小ですよ！！」を喧伝することになる。これは考えてみれば当然で，「二つわかった，A です，B です」と書いてあるのだから「A も B も significance は小さい」ならば一発 reject に決まっている。reject は仕方がないことで，潔い。が，それでもなんとか論文を通してあげたいと思う場合はどうするか？　三つ方策がある。
1）そのデータ（あるいは症例）が語る significance は「A でも B でもなく」，「A 'と B' ではないか？」「A だ B だ」が結論だとみなした成績で，それを，荒唐無稽な「C だ D だ」へと持っていくのは無理にせよ，わずかに切り口を変化させて「A' だ B' だ」にしてみる。受かる可能性のある切り口に変化させる。または，「産婦人科学」で攻めないで，「超音波医学」「僻地医学」で攻める余地がないか，と発想を変える。
2）「A だ B だ」と無理に二つの finding にせず，重要なほう1本だけに絞り，Letter か Short report にする。
3）First, Second とか Two findings とか，「ほら二つですよ」をあまりに強調させない。significance が小さいのに，わざとらしく「二つだ二つだ」と持ってくるから査読者はカチンとくるわけで，「二つわかった法」を理解したうえで，わざと「まったりした」表現, structure にする。
　後輩のこの論文は2）と3）を使って私が全文を書き換えて PubMed journal にアクセプトさせた。だから，「二つだ二つだ」と書くのも，時と場合によるわけだ。これを使ってしまったために，だめな内容が「本当にだめだ」と強調・明示されてしまう。だから「まったり」と書くわけだが，ここらのコツは「文章で伝達できる」限界である。良い論文を書くには，医学・医療をみる広い視野が必要だ。論文には著者の見識，最終的にはその人格までもが反映されてしまう。漠然とした言葉だが，「大局観」の勝負だと思う。
　私自身が著者ならば「だめな内容を隠すためにわざとまったりと書く」は決してしない。論文にしなければいいだけのことだ。しかし，実際問題として，きれいごとばかりいってはいられない。他人の論文を力ずくでアクセプトさせる場合には，有効だと思う手は全部使う。それが1）～3）である。そこまでして論文を受からせたいか？　と笑われそうだが，知っていて損はない。恥を承知で書いておく。

こそ，その記者は，浅間山荘事件（年代を感じさせるが，significance 大）を正確に記事にできる。significance 極大ではないとわかっていても，「中等度 significance あり」と踏んだならば可能な限り論文にして残しておく。複数論文を書いていくのだから，significance を見誤るのも避けられない。割り切って考えることだ。いつまでもその症例に拘泥せず，とっとと次善 journal に押し込めて，また次の症例で勝負すればいいだけの話だ。

3. 査読者は完全ではない

　わずかに論旨とずれるが，ここで査読者側事情も少しだけ紹介しておく。

　場数を踏んだ査読者の査読所見は類似してくる。査読者は，ほかの査読者所見を読むことができる。私は，年間 30〜40 編の PubMed journal を査読するが，自分の査読所見が「ほかの査読者所見」と非常に異なることは滅多になくなった。ほかの査読者と自分の査読とが大きく異なった場合には，自分の査読に間違いがなかったかを検討する。査読者が 3 人いたとして，私が accept でほかの 2 人が reject なのに，編集長は accept，という事態がある。このような場合には，「編集長はほかの査読者所見よりも松原所見に賛同した」わけで，査読者としての自信を深める。同じく，私が accept，ほかの 2 人が reject で編集長判断も reject ならば相当反省せねばなるまい。ほかの査読者所見を詳細に読んでみて，その都度学ぶ。査読者も完全ではない。

　「いい加減な査読をする人」のレッテルを張られると，学者として大変なデメリットになる。一方「迅速誠実建設的な良い査読をする人」との評判がたてば学者として有利だ。査読を誠実にしないと，結局，自分に跳ね返ってくる。査読は善意のボランティアだが，実は「査読は人のためならず」である[注]。

注）「情けは人のためならず」を「情けをかけるとその人の自立を妨げるのでやめましょう」という意味だと回答した大学生が多いとのこと。日本語力の低下に愕然とした。もちろん，「情けをかけるといずれ自分もメリットを受ける，他人のためでなく結局自分自身のためだ」，という意味である。念のため。

4．suggested reviewer を探す努力をする

　さて，3.でも少し触れたが，査読者側事情のうち参考になりそうなことをもう少しだけ短く述べる。

1）査読依頼がくる道筋

　「査読依頼」はある日突然メールでやってくる。査読者は以下三つで決められる。

（1）編集長が私のこれまでの研究内容を知っており，当該論文について「バカな査読はしないだろう」と思った場合。

（2）編集長は私を知らないが，私の過去の論文内容が当該論文に類似していることを PubMed や雑誌内データベースで調査してきた場合。

（3）当該論文の著者自体が suggested reviewer として私を指名している場合。

　どの道筋で自分が指名されたかはわからないが，想像できる場合が多い。私は，(1)と(3)は必ず受ける。受けたからにはいい加減な査読はしない。それまでの業務を一端中断してでも，できるだけ早く・正確に査読する。論文を書く労苦はわかっているので，結論を早く出す。

2）suggested reviewer について

　(3)「suggested reviewer として指名」の場合，当該著者は学会で意見を交わした人であったり，以前論文上で letter and reply の形でやりとりした人であったり，広い意味での「顔見知り」のことが多い。「顔見知り」の論文だからといって，甘い査読などはしない。ただ，「意識できない」範囲で，よりていねいな査読をすることはままある。「松原にこの論文をみてもらいたい」と「顔見知り」が，わざわざ依頼してきているわけだ。accept にせよ，reject にせよ，見ず知らずの研究者に対する査読と，「顔見知り」に対する査読とでは，温度差は出る。あの研究をしているあの先生の依頼なんだから，論文を可能な限り improve するような有意義なアドバイスをしよう，と考えるのは当然である。

学会では，可能な限りいろいろな人と話し，顔と名前を覚えてもらう。いろいろな話といっても，他人の消息やお天気の話ではない。学問の話をする。学会へ行ったなら，柱の陰で発表だけ聞いて帰ってくるのでなく，できるだけ多くの人と学問の話をして，人脈を広げておこう。私も若い頃は，できれば年上の先生とは顔を合わさずに，学会発表のおいしいところを「暗記」して，早々に帰宅していた。今にしてみれば随分損をしてきたと思う。

　ビジネスの世界ほどではないにせよ，知己をたくさん持つほうがいい。国際学会などではできるだけ話をし（英語はつたなくてもかまわない），自分の名前と研究を覚えてもらう。suggested reviewer になってくれそうな先生を探しておく。自分の研究（ケースレポートでも同じ）の理解者を1人でも多く得るように努力する。

--- **総まとめ** ---

　まとめる。各章の最後に述べた部分を転記し，そこへコメントを加えた。表現を微細に変化させた部分もある。時間がない時には，この「総まとめ」だけを読めば，ケースレポートがなんとか書けるように工夫してある。少なくとも，ここを読めば「大ぽか」はしないはずだ。

1. ケースレポートできる症例を見逃さないためのコツ

1　当該疾患についていくつかの臨床的大特徴を思い浮かべる。
2　その大特徴のうちの一つでも合致せず，合致しないが故に「誤り」が起こりそうな時，あるいは起こってしまった時。これが最も格好なケースレポートターゲットである。「誤り」とは医療事故という意味ではなく，医者として判断を誤りそうになった，という意味である。
3　「臨床的大特徴」に替えて「診断上の大特徴」「手術上の常識的一連手技」「検査手技上の常識」などを想定し，当該ケースにおいて「型破りで，しかもその型破りさ加減が臨床に影響し得るような点はないか？」と考

える．もしあればすかさずケースレポートを書く．

「当該疾患についての 5 大（三つでも六つでも構わないが）特徴」を「腹の底から」理解しておいて，当該症例の「どこが」その「5 大特徴から逸脱している」か，そして，その逸脱を明示すると「何が臨床に有用か？」をスパッと示すこと．これが一番簡単なケースレポート作成法だ．ケースレポートは「落とし穴への注意報」で，その注意報を「新規に発見した」点が「新規性」である．

2. ケースレポートを書くための心構え

1　医学研究においてケースレポートが果たす役割は大きい．臨床医学を切り開いてきたのはケースレポート．
2　新規手術，新規手技などは大至急ケースレポートで報告し，一番乗り（第 1 報告者）の栄誉をゲットしておく．本格的原著はその後で書けばよい．
3　「どこが新規か」がわからないとケースレポートは書けない．当該疾患についての「典型」「非典型」を熟知しておく．
4　ケースレポートこそ paper writing の腕の見せどころ．書き方の原則を知る．

「書き方」が特に重要なのがケースレポート．「書く」と決めたら，さっさと書く．さもないと必ず先を越される．

3. 稀なだけでは論文にならない．

1　疾患頻度が「稀」なだけでは論文にはならない．
2　20 例目ならば，それまでの 19 例を全部まとめて，その臨床的特徴を明示し，さらに今回症例の新規な点を 1 点でいいから盛り込む．
3　無理に絞り込んだ PubMed 検索をして，「世界初」と主張しない．

4 　一番つらいのは「症例が少な過ぎること」。ある程度の症例数をみているうちに，必ずレポートする価値のある症例にあたる．みる目さえあれば．

「稀だ稀だ」1本で攻めかからないこと．「それほど稀ならば」臨床医はその論文を読む必要がなくなってしまう．

4．どんな場合にケースレポートできるのか？
1 　ケースレポートできる症例とは，
　1）新規有害事象の発見
　2）症状・経過が新規
　3）1人の患者に認められた二つの疾患間に予想外の関連性があった場合
2 　最も画期的なのは，その症例が病態生理をあぶり出した場合，さらには医学常識を覆す場合
3 　「通常認めない症候」そのものは新規なほうがよいが，それだけ（症候稀有性）を押し出すのでなく，「その症候が語る臨床的有用性」=「新規アイデア」こそを押し出す．
4 　論文作成の実地では，まずは臨床的有用性1本に絞ってみる．

真に画期的なのは，その症例が「医学常識を覆」してしまった場合だが，そのような症例はなかなかお目にかからない．まずは「臨床的有用性」に絞る．「その症例の何が新規であり，それは臨床にどう役立つか？」に絞ってみる．

5．ケースレポートのstructure
1 　論文のstructureを守る．
2 　「二つ発見した」法が一番簡単明瞭．

3 Abstractの最初は"Although ○ is known, △ is unknown."。最後は臨床的有用性。
4 Introductionはミニ3段論法。Known, unknown, problem。このうちunknown＝problemのことが多いから，一見2段論法。
5 Discussion第1段は「二つわかった」
6 Discussionの第2段と第3段はそれぞれ，「第1発見はこれこれ」「第2発見はこれこれ」と段落最初の文で結論を述べてしまう。
7 Discussionの最後で再度「二つわかった」。最後に「臨床的意味づけ」。
8 Limitation paragraphはつくらない。
9 決め文句(大事な文章)は文体を変化させない。
10 論文全体を眺めるとgeneral→specific，防御して今度は，specific→generalへ：魚を「追い込み(specificの問題を設定して)」「得て育てて」最後に再び，医学世界という「大海へ放す(一般化)」。(論文大漁節)

したがって，同じ台詞が登場する場所は，
1 既知所見：Abstract最初，Introduction第1段
2 第1発見所見：Abstractの最初から2番目。Introduction第1段の2番目，Discussion第1段，Discussion第2段，Discussion最終段
3 第2発見(なんちゃって新規でもかまわない)：Abstractの最初から3番目。Introduction第1段の3番目，Discussion第1段，Discussion第3段，Discussion最終段
4 価値判断＝臨床的有用性：Abstractの最後，Discussionの最終段の一番最後

今回二つを発見した，とまず書いてしまう「二つわかった法」が一番簡単明瞭。逆に，「臨床的有用性二つ」は何か？をまず考えてしまい，そこへなだれ込ませられるような「2項目」を設定するのもよい。「二つ」がそれほど新規でな

いならば，論文が完成した時点で，「二つですよ」のトーンを少し弱める（まったりした構成と言葉を使う）。

6. 良いタイトルをひねる

1　良いタイトルとは

　タイトルだけで論文内容がわかり（名は体を表す），できるだけ短く，名詞で終了するもの。文章タイトルや疑問文タイトルはできるだけ避ける。副題は効果的ならば使用してもよい。

2　「当該疾患」あるいは「当該症候」を先に出す。

　「骨盤内マスを示した子宮動脈仮性動脈瘤」

　「産褥時骨盤内マスを契機に診断された子宮動脈仮性動脈瘤」

　「子宮動脈仮性動脈瘤：産褥時骨盤内マスが診断の契機」

　「Uterine artery pseudoaneurysm initially manifesting as a large intrapelvic mass」

　「Intrapelvic mass as the initial manifestation of uterine artery pseudoaneurysm」

3　真に画期的発見ならば，文章タイトル，疑問文タイトル，ひねったタイトルでもOK

4　雑誌・読者に応じたタイトルを工夫する。当該雑誌読者の興味を引く単語をタイトルの最初に配置する。

5　「症例報告」の言葉は入れても入れなくてもよい。ただし，A case of で始まるタイトルは避ける。

　読者friendlyなタイトルを考える。タイトルだけで，「いいたいこと」が理解できるようなものがよい。ただ，奇抜なもの・受け狙いとわかるようなものは使わない。その症例から得られた「新規注意報」が普通の言葉で淡々と表現されているものがよい。ただし，医学常識を打ちやぶるような画期的なレポートに

は，思い切り奇抜なタイトルを工夫してもよい．

7. Introduction は 3 段論法（本当はミニ 3 段）

1　原著の Introduction は 3 段論法＋アプローチ
known, unknown, problem（hypothesis, question）＋approach
2　ケースレポートの Introduction もやはり 3 段論法．ただし，
3　ケースレポートの Introduction が原著のそれと異なる点は，
　1）unknown＝problem になっている．一見 2 段だ
　2）アプローチは不要
　3）answer が書かれてしまう
4　対象とする事象を示す用語になじみが薄いならば Introduction で述べる．
5　"common knowledge" を known に据えない．
投稿雑誌に応じて known の間口は変化させる．known に応じて雑誌ごとに unknown＝problem も変化させる．

Introduction を書くのが一番難しい．「これを書く」と明確に腹が決まらぬうちに書き出すとろくなものは書けない．再度書くが，もしも「二つわかった」と信じたならば，「二つ」を明確に押し出して，そこだけに攻めかかる．その線路を敷いてしまうのが Introduction．

「二つって何だ？」が腹の底からわからないならば，論文は書き始めるべきでない．自分がわかっている以上を表現することはできない．

8. ケース部分は過不足なく書く．初心者は長く書いてしまう傾向があるので注意

1　Case 部分には，文脈上重要なデータだけを書く．
2　鑑別診断のための negative data を長く書かない．

3 「書くべきデータ」「書かなくてよいデータ」に決まりはない。今回発見事項の信憑性を高めるデータは書き，信憑性向上と無関係なデータは落とす。
4 できるだけ短く書く。

「二つ」を証拠だてるのに必要な事項は詳しく書き，それに必要ないものは落とす。

9. Discussion を効果的に書く

「二つわかった法」を用いて5段で書く。悪い Discussion 構造を知っておく。
1 「二つわかった法」で Discussion を書く。
　1) 第1パラ：「今回二つわかった」と書いて，そのすぐ後に新規発見事項(Aだ，Bだ)を二つ，重要度順に書く。
　2) 第2パラ：第1発見事項(Aだ)を頭にずばっと書く。その後で，それを説明(鉄壁防御)する。
　3) 第3パラ：第2発見事項(Bだ)を頭にずばっと書く。ここは「なんちゃって新規発見」でもかまわない。臨床的有用性へと結びつくものを第2発見とみなしてここへ据える。その後で，それへの説明。「なんちゃって」ならば新規性を鉄壁防御せずともよい。妥当性を説明する。
　4) 第4パラ：無理に書かなくてよい。書くならば，応用，一般化。他分野でも同様事象がある，などは最適な一般化。
　5) 最終パラ：再度「二つ発見した，それはAとBだ」と書き，「価値判断＝臨床的有用性」で論文終了。
　6) 「第1発見(Aだ)」は第1段，2段，5段と3回登場する。文体は基本的に変化させない。「第2発見(Bだ)」は第1段，3段，5段で登場す

る。文体を変化させない。

2　悪い Discussion を知っておく。
　1）「二つ発見」が何だかわからない。決まり通りの場所に「二つ発見」が書いてない。
　2）教科書的記載が多い。今回の「新規発見」とは無関係な「疾患の解説」がたくさん書いてある。
　3）疾患発見の歴史や治療法推移などが，人名とともにだらだら書いてある。
　4）最後に「稀有な症例を経験した。その稀有な所見も念頭に置くべきだ」と書いてある。意味づけ（価値判断）せずに「稀有だから念頭に置け」と書いて論文を終えてしまっている。

3　再度良い Discussion（典型版）
　第1段　二つわかった。それは A と B だ。
　第2段　A だとわかった。「A である」ことの確かさを論証。
　第3段　B だとわかった。
　第4段　A と B とはこんな事象を示しているのかも。一部一般化。
　第5段　A と B とがわかった。これは医学世界でこんな意味がある（含意，推察，応用，臨床的有用性など）。

簡略版（論文が短い場合には）：
　第1段　二つわかった。まず A である。その意味づけはこうだ。
　第2段　次に B だとわかった。その意味づけはこうだ。
　第3段　A と B とがわかった。このことは以下の点で臨床的に有用。

　Discussion は 5 段で書くのが効果的だ。ただ論文が短い場合には「第1段で

Aだ，Bだ。まずはAについてここで書く」と書き，「第2段でBだ」と書き，「3段でAだBだと繰り返してその意味づけを書く」。そのような3段だけで構成させても構わない。短く書けるならば，短いほうがいい。

10. AbstractとReferencesの書き方
Abstractの書き方
1 頭はknown, unknown, (problem)。それを書く余裕（スペース）がなくても，known, unknownを意識した文章で開始する。
2 発見事項(problemの回答が出てしまう)を最初に書いてしまう。
3 いきなり「31歳の初産婦」のようにCase部分から書き出さない。
4 Case部分は今回発見事項と関連することだけを書く。
5 Abstractの最後は必ず「価値判断」=「臨床的有用性」
6 Case内容を書かずに「これこれの疾患を経験したので報告する」でAbstractを終わらせない。
7 「稀有性」を強調し過ぎない。「有用性」を強調する。
8 新規発見事項が何か，が一発でわかるように書く。

「Aであるような，またBであるような症例を報告する」と書いておき，その症例が「なるほどAだBだ」とわからせ，「Aだから，またBだからどうなんだ？＝その臨床的意義は何なんだ？」がわかるように書いてAbstractを終える。Abstractで「新規文章」をひねらない。IntroductionやDiscussionで使用済みの文章のコピペを持ってくる。

Referencesの書き方
1 本文中引用においては，当該雑誌の指定を守る。
2 PubMedをコピペしてReferencesを作成する。
3 1と2を当該論文に合致させるのは，投稿の最終段階でOK。

いい加減な References を書くと必ず落ちるから注意しよう。

11. どこへ投稿するか？

投稿雑誌の決定は，
1 ケースレポートをたくさん掲載してくれる雑誌を狙う。
2 引用や References は論文投稿の最終段階で当該論文指定様式に合致させる。論文作成途中では細かいことに時間を使わない。まずはハーバード方式で引用して，最後に一気にバンクーバー方式に変換するのも手。
3 投稿―決断(submission-decision)interval が短く，reject でも有意義なコメントがもらえる雑誌が良い雑誌。
4 投稿雑誌は current active writer（現在進行形でたくさん論文を書いている人）に決めてもらう。
5 current active writer と知り合いになり，雑誌への助言がもらえる関係を築く。アンテナは高く。
6 「最初は試しに最高 IF 雑誌へ投稿」をしない。
7 雑誌によって「好きなテーマ」「受けてくれそうなテーマ」があるのでそれを利用する。
8 IF にあまり拘泥しない。PubMed journal であることには拘泥する。
9 相性の良い雑誌をみつけたらそこへ集中的に投稿する。ただし，その「大事にしている雑誌」へ garbage paper（ゴミペーパー）を決して投稿しない。

どこへ投稿するかは，Accept vs. reject の分かれ道。初心のうちは，経験者に遠慮なく聞く。

12. Revision への対応。査読を要望された場合の留意点

1. reject されてしまい，次の雑誌へ投稿するなら，その雑誌の投稿規定にきちんと合致した作品にする。第 1 雑誌での指摘点はできるだけとり入れる。
2. 別の雑誌へ再投稿する場合，その雑誌が「別範疇」「別分野」ならば，元論文は大変更が必要。同一範疇ならば同日再投稿も可能。
3. revision 要求されたら，査読者所見が妥当ならば全部を revision へ盛り込む。
4. 「査読者 1 への対応」「査読者 2 への対応」「査読者には指摘されていないが自分の考えで直した部分」の 3 カ所は，色を変えて（赤，青，緑など）示す。赤 1 色や下線で"いっしょくたに"示さないこと。
5. revision に伴って文字数オーバーしたら，その旨を編集長への letter に書く。
6. 査読者間で相反する要求がきたら，「なぜ一方の査読者の意見をとり入れ他方のを捨てたか」を査読者全員と編集長とが理解できるように書く。
7. 査読者が見当はずれな要求をしてきた場合。事実誤認ならていねいに反論する。「教育的見地から膨らませ」と言ってきて，その言い分が不当だと判断したら，数行だけタッチするとよい。査読者の面子はつぶさず，論文 structure は保持したままにせよ，という意味。
8. 「お目当て」の雑誌から査読依頼がきたら必ず受け，良い査読をして編集長に自分の名前を覚えてもらう。
9. 査読は誠実に。判断できない部分は「判断できない」と正直に書く。

Revision にはいろいろなコツがある。要は，「このような反応をしたら，査読者・編集者はどう思うか」と imagination を働かせることだ。査読者・編集者はその雑誌から給料をもらっているわけではない。善意のボランティアである。

迎合する必要はないが，論文が受からなければ始まらない。何が何でも論文を通過させるのが先決。

13．わかりやすい文脈構成にする。要は「結論を先に！」

1　段落の先頭に，その段落の結論（トピック文）を書く。The first thing, first.
2　コンテント文は，
  - 重要事項ほど先に出し，それへの記載に多くのスペースをあてる。
  - 三つのデータを引用したいならば，第1番目引用データに最大のスペースを割く。割くべきスペース量は「頭でっかち尻つぼみ」にする。
3　トピック文にはいつも同じ文型，文体のものを据える。ただし，文末はデータの確からしさに応じて微細変化させてもいい。
4　段落内で述べたいことが複数ある場合には二つの方法のどちらかを使う。
  - 段落内述べ切り法
  - 段落新規別立て法
5　発見に番号をつけて first, second…と書き，その個々の発見の説明についても first, second…と書き，後ろへいけばいくほど，枕言葉を長くする（番号制，後ほど長い枕言葉の原則）

　一番重要なのは「結論先出し」。「愛している」ならば，まずそれを言ってしまう。論旨明確になり，気持ちもぐんと楽になるはずだ。振られても（accept されなくても），それは significance（症例自体が示す意義）の大小に依存するので，ひっぱらないで次善雑誌へ押し込める。

14. わかりやすい日本語で論文を書く。「〜にて〜を投与するも，無効にて開腹となる」のような「業界用語オンパレード」の奇妙な日本語は排除する

1　医学日本語 14 のコツを守る。
　　1）「にて」禁止
　　2）「体言止め多用」禁止
　　3）「検査を行った」ではなく「検査した」"動詞正々堂々の原則" と名づけた
　　4）「となる」「になる」禁止
　　5）修飾語は被修飾語の直前にもってくる
　　6）「主語と術後の関係を明確にする」隠れた主語探し
　　7）かっこをはずす
　　8）「短文で書く」長い文章は二つに分ける
　　9）主語（文の頭）はいつも同じものを登場させ，それを繰り返し使う
　　10）同一語尾反復を避ける
　　11）文語的表現や演説調表現を避ける
　　12）効果的な "半造語" を工夫する
　　13）文字でも短くする
　　14）書き上げた当日には投稿しない
2　特に，「にて」「検査を施行した」「呈す」「認む」「帝王切開となる」などは使わない。
3　「医者は」が主語なのか「患者は」が主語なのか，可能な限り統一する。少なくとも，「医者は」「患者は」「医者は」と主語が文章ごとに変化するようなものを書かない。
4　14 のコツに基づき文章を「整えた」ら，次に一気に意訳して「自分が現時点で書ける最も明快な短いもの」に直す。「整えた」文章群がすでにあるからコピペすれば簡単に完成させられる。

5 「この文章群が新聞に登場したらどうだろう」と考えてみる。

　査読者は，「奇妙な日本語が大嫌い」。しゃれた医者言葉を使おうとするから，おかしくなってしまう。日本語のレベルで悪印象を持たれないように，きちんとした「普通の」日本語を書こう。英語より，まずは日本語。

15. 論文の文章修正方法
1 文章の頭には大事な言葉を配置し，終始一貫その言葉で文章を開始する。例えば「動脈瘤は」「動脈瘤は」などのように。
2 文語的表現，強調表現は使わない。例えば「呈する」「遭遇する」「取沙汰」や「きわめて」「非常に」「決して」「必ず」などはできるだけ使わない。
3 弱過ぎる表現を使わない。例えば，「可能性を否定できない」「関連性を否定できない」「若干の文献的考察を加え」など。
4 「と考えられている」「と思われる」「といわれている」「知られている」を使わない。そのかわり，データの強度に応じて，「確証された」「証明された」「明示された」「判明した」「強く示唆された」「示唆された」「かもしれない」「可能性が高い」「可能性がある」や，「証明された」「示された」「報告されている」などを使う。
5 接続詞は，原稿を書く段階では使用しておき，文脈を整える。そして文脈がきれいで，接続詞を落としても意味が通じるならば，最終原稿では接続詞を落とす。
6 「"の"連続」を回避する。「動脈瘤の発生原因の検索」のように「の」を連続して出現させない。そのためには，「おいて」でくくるか，「漢語連続」を採用する。漢語連続の場合，一種の「造語」になるので，連続8文字以上の漢語連続を採用する場合には，違和感がないかどうかを確認する。
7 文章自体に「大発見！」と叫ばせない。文章自体は淡々と。

8　二つ並べる場合，三つを並べる場合の常套句を理解する。
「AとBとは」「A，BおよびCは」「A，BあるいはCは」を使う。
「AとBとは」については厳守する必要はなく「AとBは」で疑義がないならば，それでもよい。
9　診療担当科や入院病棟名などは，これから述べるストーリーの伏線になっていないならば，記述しない。

まずは書いてみて，1〜9のコツを当てはめて，推敲するとよい。

おわりに

前書に対して，「3年分 paper writing が進歩した」とか「手とり足とり解説されていて，もっと早くこの書籍が出ていればよかった」などのネット書き込みがあり，お世辞半分にしても，気分をよくした。前書で書き足らなかった事項を今回書き尽くした。

本書の読者は比較的若い医師であろう。それで，表現に「タメ口」を用いた部分もある。石田三成，恋愛秘訣，浅間山荘事件，など医学とは無関係なものも登場させた。受け狙いでそうしているわけではなく，論点を明確化し，読者の記憶に留めたいからそうした。「説得調のくどい表現」をあえて採用した部分もある。偉ぶった態度とうつったかもしれない。言葉をつくして書いているうちに，そうなってしまったことであり，大目にみていただきたい。

論文を書くうえで一番重要なのは何だろう？　書き終わり通覧してみると，それは「書くのを楽しむ」心を持つことだとわかる。論文は，医学進歩のため，あるいは，患者・人類の幸福・進歩のために書くのが本当だ。が，実際問題として，「このケースレポートを世界人類のために書く」と本気で考えていたら，筆は進むまい。そうではなくて，自分自身のために書く，と考えてみる。自分のために書くのだが，結果として，それが人類幸福に

わずかだが役立つ。

　図解説(figure legend)は過去形でなく，現在形で記載される。Figure indicates であって，Figure indicated ではない。それは 100 年たっても，その図は読者の目の前に「現在形」で存在し続けているからだ。論文が読まれる時に，著者は過去の人になっているかもしれない。が，論文はそこにある。著者は論文の中で生き続ける。

　大げさで鼻白むかもしれない。が，だから，ケースレポートをこう考えてみたらどうだろう。「医者として，その患者とともに真剣に病気と闘った」その「証（あかし）」を残す。戦史を残す。可能な限り簡明で，かつ後世の戦史研究資料としても耐え得るような名戦史を残す。論文は，患者のために書く。が，執筆のその段階では，戦史・戦闘詳報を書く。自分が医学世界で生きた証を刻む。誰のためでもない，自分自身のために書く。だからきれいに書く。

　私が戦闘最前線にいられる時間ももう残りわずかだ。良い戦闘詳報は実際に最前線で戦う戦士にしか書けない。本書が，最前線で病気と闘う医師の戦史・戦闘詳報作成に役立つことを願っている。

＊＊＊

索 引

あ
アイデア新規性	43
悪の structure はずし	75
「頭でっかち尻すぼみ」原則	199

い
医学日本語 14 のコツ	279
石田三成の三献茶	200

え
英語タイトル	91
演説調表現	239

お
追い込み漁	71
落とし穴	44
落とし穴注意報	50
同じ表現が登場する場所	73

か
隠れた主語探し	233
学会発表での「質問」	123
かっこをはずす	236
かわいい structure はずし	74

き
教育的な観点	120
強調表現	239

け
ケース部分に記載すべき事項	117
ケースレポート structure 簡略版	60
ケースレポートできる症例	52, 269
現在完了（進行形）	240
原著 Discussion を 6 段で書く方法	126
原著論文の structure との相違	63

こ
心構え	268
コンテント文	199

さ
再現性	114
査読依頼	193
査読者側事情	265
査読者はどこをみるか？	260

し
疾患発見	24
修飾語は被修飾語の直前に	235
重要語頭出し	84
主語（主格）	228
症候新規性	43
症状・経過における新規性	45
症例から病態生理へ	49
症例（報告の）発表	123, 138
新規概念	26
新規手術法・手技	25
新規性	43, 48

せ
正義の structure はずし	75
世界で第 1 例	152
接続詞	242

索引 283

索 引

た
第1新規性確保の原則 129
体言止め 226
「体言止め多用」禁止 234
タイトル 78, 260
誰でも知っているような記述で
　論文を開始するなの原則 106
「担当科」を書かない 247
短文で書く 236
段落新規別立て法 205, 210
「段落内にも第1第2第3がある
　場合には二つのテクニックを
　使う」原則 204
段落内述べ切り法 205, 208

つ
使わないほうがいい言葉 241

て
できるだけ短いタイトル 81
鉄壁防御 129

と
同一語尾反復を避ける 238
投稿先雑誌別の対応 108
投稿雑誌 276
動詞正々堂々の原則 234
「となる」「になる」禁止 234
どの雑誌へ投稿すべきか？ 161
トピック文 199
トピック文の3層構造 209

「トピック文の文末は微細変化
　させるべきかどうか考えてみる」
　の原則 202

な
「内容が複雑な場合には段落枕言葉
　を工夫する」の原則 212
何をどこに書くか？の決まり 60
名は体を表すタイトル 79
並べる場合の常套句 245
なんちゃって新規（法） 61, 63

に
「にて」禁止 226, 233

ね
念頭に置くべき 152

の
「"の"連続回避」の原則 243

は
ハーバード方式 165
バンクーバー方式 165
「番号制，後ほど長い枕言葉」
　の原則 213

ひ
非常に稀有な 152

ふ
二つの疾患に思わぬ関連性 49

二つわかった法	56, 65, 126, 201, 271
文献的考察も含めてここに報告する	150
文語	225
文語的表現	239
文章は淡々と	244
「文体を変化させない」の原則	200
文脈構成法	197

へ

変形「二つわかった法」	63

ま

真面目に臨床を診る	29

み

ミニ3段論法	99

む

無理矢理新規	139

ゆ

有害事象(副作用)の報告	44

よ

良いタイトル	78, 271
良いタイトル5原則	86
良いものは常に短い 悪いものは常に長い	122
弱過ぎる表現	240

り

臨床的有用性	51, 260

ろ

論文 significance と書き方の関係	263
論文 structure の原則	56
論文化できる症例	42
論文作成エッセンス	18
論文タイトルの原則	79
論文大漁節	104, 115
論文日本語	220
論文日本語14のコツ	222, 233
「論文値踏み」法	262
論文の structure 「追い込み漁」(松原)の原則	71
論文の構成	55
論文の文章修正方法	280

A

Abstract	147, 260, 275
active writer	169
answer	103

C

Case	114, 273
current active writer	169

D

Discussion	126, 261, 273
Discussion の structure	126

索 引

F
(The) first thing, first. 278
FRCOG 156

G
general から specific へ 71

I
impact factor 161
indicative title 80
informative title 79
Introduction 97, 260, 272

L
limitation paragraph 128

P
PubMed の誤った解釈 36
put the first thing, first 197

R
References 154, 163, 262, 276
reject されたら 183
reproducibility 114
revision 185, 277
revision 要請への cover letter と
　response 188

S
sentence title 80
significance 161, 262
specific（第1新規）から
　general（第2新規）へ 129
structure 55, 270
structure はずし 74
suggested reviewer 266
suggestive title 80

U
unknown = problem 64, 69, 101

他
3段論法プラス α 98

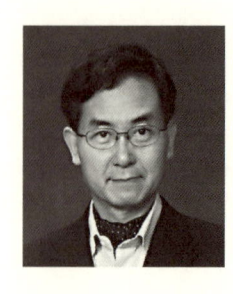

著者 ■ 松原 茂樹

自治医科大学産婦人科 教授
1979年　自治医科大学 卒
　　　　伊豆七島新島・利島 勤務
1988年　自治医科大学大学院 修了
　　　　同 産婦人科講師, 助教授を経て
2002年　同 教授
　　　　同 総合周産期母子医療センター副センター長 兼任

論文作成 ABC：うまいケースレポート作成のコツ

定価（本体 3,000 円＋税）
2014 年　2 月 25 日　第 1 版第 1 刷発行
2014 年 10 月 30 日　第 1 版第 2 刷発行
2015 年　4 月 10 日　第 1 版第 3 刷発行
2016 年　1 月 15 日　第 1 版第 4 刷発行
2017 年　1 月 10 日　第 1 版第 5 刷発行
2018 年　3 月　5 日　第 1 版第 6 刷発行
2019 年　8 月　5 日　第 1 版第 7 刷発行
2021 年　4 月　5 日　第 1 版第 8 刷発行
2023 年　1 月 25 日　第 1 版第 9 刷発行
2025 年　8 月　5 日　第 1 版第10刷発行

著　者　松原 茂樹
発行者　佐藤 志穂
発行所　株式会社 東京医学社　www.tokyo-igakusha.co.jp
　　　　〒 112-0006　東京都文京区小日向 4-5-16
　　　　編集部　　TEL 03-5810-1648　FAX 03-5810-1649
　　　　営業部　　TEL 03-5810-1628　FAX 03-5810-1629
　　　　Printed in Japan ⓒ Shigeki Matsubara

印刷・製本／三報社印刷
乱丁, 落丁などがございましたら, お取り替えいたします。
URL：https://www.tokyo-igakusha.co.jp/　E-mail：hanbai@tokyo-igakusha.co.jp
・正誤表を作成した場合はホームページに掲載します。
・本書に掲載する著作物の複製権・翻訳権・上映権・譲渡権・公衆送信権（送信可能化権を含む）は（株）東京医学社が保有します。

JCOPY 出版社著作権管理機構 委託出版物
本書の無断複製は著作権法上での例外を除き禁じられています。複製される場合は, そのつど事前に（社）出版社著作権管理機構（TEL 03-5244-5088, FAX 03-5244-5089, e-mail：info@jcopy.or.jp）の許諾を得てください。

ISBN978-4-88563-230-3 C3047 ¥3000 E